W0290573

Afin de vous informer de toutes ses publications, Marabout édite des catalogues régulièrement mis à jour. Vous pouvez les obtenir gracieusement auprès de votre libraire habituel.

Le poids
qui me convient

Deepak Chopra

LE POIDS QUI ME CONVIENT

Comment atteindre et conserver son poids idéal

Traduit de l'américain par
Daphné Bernard

MARABOUT

Avertissement de l'éditeur
Les horaires des cycles de la nature indiqués dans ce livre sont ceux de l'heure du soleil. En France, l'heure est décalée par rapport au soleil : de deux heures en été et de une heure en hiver. Il convient donc d'adapter en conséquence les horaires indiqués dans ce livre.

Ce livre a été publié sous le titre
Perfect Weight
par Harmony Books, New York 1994.

Copyright © 1994, Deepak Chopra, M.D./ Harmony Books, département éditorial de Crown Publishers Inc., New York.

Copyright © Presses du Châtelet, 1998, pour la traduction française.

Toute reproduction d'un extrait quelconque de ce livre par quelque procédé que ce soit, et notamment par photocopie ou microfilm, est interdite sans autorisation écrite de l'éditeur.

INTRODUCTION

Ceci n'est pas un ouvrage ordinaire. *Le Poids qui me convient* n'est pas un énième livre de régime. Je ne vous dirai pas que votre organisme déraille, ni qu'il a besoin d'être remis sur la bonne voie. Au contraire, je veux commencer par vous dire que votre corps n'est pas en cause. En fait, non seulement vous êtes parfait, mais vous êtes unique.

Votre poids idéal ne peut donc s'exprimer par un nombre à deux chiffres qu'auraient concocté les statisticiens d'un quelconque institut. C'est une notion bien plus subjective. Lorsque vous êtes en bonne santé, lorsque vous vous sentez en pleine forme, bien dans votre peau et plein d'énergie, alors et alors seulement vous avez atteint votre poids idéal. Vous, et vous seul êtes en mesure de le connaître, et c'est la seule chose qui compte.

Si vous tentez au contraire d'obéir à des critères artificiels imposés par les médias, vous oublierez que la nature a travaillé pendant des millions d'années pour façonner votre corps, ce corps qui est le résultat d'un véritable miracle biologique. Si vous admettez sa perfection fondamentale, vous aurez déjà franchi un grand pas vers une santé parfaite. N'écoutez pas ce que l'on vous raconte à gauche ou à droite : pour résoudre votre problème de poids, vous n'avez pas à changer de corps ni de mentalité. Il suffit, tout simplement, que vous retrouviez l'organisme parfait que la nature vous a donné. Et c'est plus facile que nous ne le pensez.

J'ai, bien sûr, conscience que tout cela est relativement abstrait. A l'heure actuelle, vous n'avez pas l'impression d'être parfait, ni de particulièrement vous aimer. Vous avez sans doute déjà essayé un certain nombre de régimes. On vous a fait compter vos calories, on vous a obligé à réduire les graisses, ou encore à faire beaucoup d'exercice. Avec ce genre de régime, vous avez sûrement perdu du poids, et vraisemblablement très vite au début. Mais il y a de fortes chances pour que vous ayez repris tous vos kilos dans l'année qui a suivi. Et malheureusement, des études scientifiques ont montré que rien n'est plus nocif pour l'organisme que de perdre, puis de regagner du poids. Mieux vaut encore conserver son poids d'origine.

Dans ce livre, vous n'aurez ni à compter vos calories, ni à vous priver des mets que vous aimez, ni à faire de la gymnastique à outrance. En apprenant à écouter votre intelligence intérieure, vous serez capable de retrouver les rythmes naturels propres à votre physiologie et de regagner la perfection unique qui vous est innée.

Je veux insister une fois encore sur le sens du mot *unique*. L'addition des éléments biologiques, émotionnels et spirituels qui composent le système corps-esprit est absolument unique et ne peut se réduire à des graphiques, à des tableaux ou à des barèmes. Si vous feuilletez ce livre, vous n'y trouverez aucune colonne de chiffres. Il n'en demeure pas moins que mon expérience de médecin m'a appris qu'il existe certains rapports entre la taille et le poids, mais ils n'ont qu'une valeur d'observation.

Pour vous permettre d'identifier les caractéristiques de votre physiologie, je vous propose de répondre à un questionnaire qui porte sur votre type de corps. Il découle des enseignements établis par l'Ayurvéda, la médecine traditionnelle de l'Inde. En vous familiarisant avec l'Ayurvéda, vous accéderez à une sagesse vieille de cinq mille ans et à une nouvelle compréhension du corps humain et de ses mécanismes. Pour la première fois, vous serez à même de connaître les véritables besoins du corps humain et ses rythmes. Et si vous vous êtes écarté des rythmes naturels, la façon de les retrouver. Vous atteindrez votre poids idéal sans douleur, sans stress, sans promesses non tenues.

En effet, dès lors que vous aurez appris à vivre en satisfaisant harmonieusement vos besoins physiologiques, dès lors que vous aurez cessé de les combattre, vos problèmes de poids se résoudront d'eux-mêmes. Vous n'aurez plus ce besoin de vous nourrir d'une façon malsaine. Vous serez fier de votre corps et connaîtrez un nouveau bien-être, physique et mental. Vous sortirez de votre léthargie et de vos habitudes sédentaires et retrouverez votre enthousiasme et l'envie de vivre pleinement. Vous ne raisonnerez plus en termes de lutte, comme vous y invitent les régimes habituels, et le mot même vous semblera risible. Après tout, l'herbe ne lutte pas pour pousser, les poissons ne luttent pas pour nager, la terre ne lutte pas pour tourner autour du soleil ?

1

LA VRAIE NATURE DE VOTRE ESPRIT ET DE VOTRE CORPS

Américains et Européens ont au moins un point en commun : ils se font tous du souci pour leur poids. Certains à juste raison, d'autres à tort. Mais même lorsqu'ils ont de bonnes raisons de vouloir maigrir, les régimes qu'ils suivent sont soit inefficaces, soit même dangereux pour la santé. A qui la faute ? Aux promesses de « maigrir en une semaine », aux régimes basés sur la gymnastique à outrance et aux notions erronées qui circulent autour de la boulimie et de l'anorexie. Bref, ceux qui se font réellement du souci pour leur poids ne savent plus à quel saint se vouer, tant les informations qu'ils peuvent glaner sont contradictoires et changeantes.

Un des buts principaux de ce livre est de vous apporter des réponses simples et claires afin de vous permettre de parvenir au poids que vous désirez ou de vous faire accepter avec le sourire votre poids actuel. Commençons par passer en revue un certain nombre de vérités premières.

Tout d'abord, suivre un régime – c'est-à-dire diminuer la quantité de nourriture absorbée – est une solution qui fait maigrir à court terme mais jamais à long terme. Il existe une bonne douzaine de régimes qui vous feront maigrir pendant quelques mois. Mais à plus long terme, non seulement vous retrouverez les kilos perdus, mais vous grossirez encore plus. Il n'existe à peu près pas d'exception à cette règle.

Deuxièmement, l'obésité est un facteur de risque certain, mais perdre du poids n'est pas anodin non plus, et rien n'est plus dangereux pour la santé que l'effet yo-yo, où l'on perd puis l'on regagne du poids. Une étude scientifique a montré que des hommes qui avaient perdu plus de cinq kilos en dix ans, puis les avaient regagnés, étaient morts plus jeunes que ceux dont le poids était resté stable. D'autre part, on n'a rien trouvé de particulier dans les régimes et les habitudes alimentaires des personnes qui vivent très longtemps. Il a seulement été établi que leur poids n'avait pas varié pendant leur vie adulte.

Un dernier point : le stress qui entoure les régimes amaigrissants doit être pris très au sérieux. C'est la conclusion d'une étude effectuée en Finlande, où les crises cardiaques sont les plus fréquentes au monde. Sous surveillance médicale, on a fait suivre un régime pauvre en lipides à douze cents hommes d'affaires que l'on considérait comme des personnes à haut risque cardiaque en raison de leur obésité, hypertension et taux de cholestérol élevés, ou encore parce qu'ils étaient grands fumeurs. Dans le même temps, on a observé un groupe de personnes également à haut risque, que l'on a laissées libres de vivre à leur guise. Le résultat fut étonnant. Au bout de cinq ans, le taux de mortalité était plus important chez les personnes qui avaient suivi un régime. La seule explication réside dans le stress de devoir changer d'existence, ce qui annule les bienfaits d'une vie dite saine.

Diminuer le nombre des calories ou passer du beurre à la margarine ne suffit pas à résoudre les problèmes complexes que posent le poids et la santé. Du moment que vous n'êtes pas obèse – on parle d'obésité lorsque la masse adipeuse dépasse de 25 % le poids total du corps –, définir votre poids est une question plus subjective qu'on ne le croit en général. Le critère le plus important est que vous vous sentiez capable de contrôler votre corps. Si vous avez l'impression que vous n'avez pas choisi votre poids, comme vous n'auriez pas choisi de vous casser une jambe, alors il est normal que vous ayez envie de maigrir. Mais si votre silhouette vous plaît, et si vous n'êtes pas obèse, ne vous laissez pas influencer par la mode ou par les remarques d'un ou d'une amie. Bref, sans le savoir, vous avez peut-être atteint votre poids idéal. Sinon, je vous montrerai comment définir votre poids idéal, comment l'atteindre sans vous stresser ni physiquement ni moralement et, enfin, comment le conserver.

UN PEU D'HISTOIRE

Voyons brièvement les événements historiques qui nous ont conduits à devenir des obsédés du poids.

En 1876, un siècle après la signature de la Déclaration d'indépendance, un agriculteur ou un ouvrier américain prenait un petit déjeuner copieux composé d'un steak, d'œufs au bacon, de frites, de crêpes, de saucisses, de porridge, de pâtisseries et de fruits.

Excessif, non ? N'oubliez pas ceci : à cette époque, après son petit déjeuner, cet homme travaillait de douze à quatorze heures dans les champs ou dans une usine. De plus, les critères de beauté et de santé étaient différents. La tuberculose était alors fort répandue, surtout parmi les pauvres, et être gros était un signe de prospérité et de bonne santé. L'Américain moyen était alors nettement plus gros que l'Américain moyen d'aujourd'hui. Au début du siècle, William Taft, le président des États-Unis, pesait près de 130 kilos et il fallait l'aider à sortir de sa baignoire.

Pourtant dès la fin du XIXe siècle, certains médecins s'inquiétèrent des effets de tels repas pantagruéliques sur l'organisme. Et on commença à trouver des produits diététiques dans les magasins.

Avec l'apparition des réfrigérateurs après la Première Guerre mondiale, il devint plus facile de conserver des produits aussi périssables que le beurre, la crème ou même les glaces. Dans le même temps, le travail manuel s'allégea. On commença à moins brûler de calories. Aujourd'hui, alors que le travail manuel est presque réduit à zéro grâce aux machines et aux ordinateurs, nous sommes de plus en plus tentés par une nourriture de plus en plus riche. Résultat ? Le nombre des personnes souffrant d'obésité ne cesse de croître. A tout cela s'ajoute un sentiment de culpabilité et des efforts souvent inutiles pour maigrir. Des études ont montré que, chaque année, la moitié des Américains commencent un régime pour maigrir, 75 % des femmes pensent qu'elles devraient maigrir, les Américains dépensent plus de 30 milliards de dollars chaque année pour perdre du poids, ou du moins pour ne pas grossir. Malgré cela, l'Américaine moyenne pèse quatre à cinq kilos de plus qu'il y a vingt ans et le poids moyen des Américains ne cesse d'augmenter. Et ce qui est vrai pour l'Amérique l'est également pour l'Europe.

Comment expliquer de telles contradictions ? Pourquoi hommes et femmes grossissent-ils, parfois au détriment de leur santé, alors qu'ils font tant d'efforts pour maigrir ? Pourquoi 98 % des régimes amaigrissants échouent-ils ? Pour répondre à ces questions, vous devez connaître quelques données clefs concernant l'organisme et son fonctionnement.

Je commencerai par le concept de la mécanique quantique de l'entité corps-esprit. Une fois que vous aurez compris la véritable personnalité du corps et la vraie nature de l'esprit, ces nouvelles perspectives auront un effet bénéfique sur la façon dont vous appréhenderez votre poids. Et votre vie.

La conception que nous avons en général de notre corps repose sur une superstition. Plus précisément, une superstition purement matérialiste.

Je veux dire par là que nous nous arrêtons à l'aspect extérieur des choses sans creuser plus loin. Il est vrai qu'un certain matérialisme est nécessaire pour vivre. Mais le matérialisme n'explique pas la vraie nature de la réalité. En voici quelques exemples : la Terre paraît plate mais nous savons qu'elle est un globe ; nous pensons que le sol sur lequel nous marchons est parfaitement immobile et pourtant nous savons qu'il tourne à toute vitesse à travers l'infini. Nous verrons un peu plus loin d'autres exemples des limites du matérialisme, mais l'important est de savoir que l'on ne peut se fier totalement à nos cinq sens.

Ainsi, bien que nos sens nous disent que notre corps possède une structure anatomique solide, figée, établie dans le temps et l'espace, ce n'est pas exact. La vérité, c'est que notre corps est un fleuve d'intelligence, d'information et d'énergie en évolution constante. De même que vous ne vous baignez pas exactement dans le même fleuve deux fois de suite, à chaque fraction de seconde, vous n'habitez pas la même chair et les mêmes os, car votre corps se recrée sans cesse.

Ces modifications sont moins fatigantes, plus spontanées et plus rapides que de changer de chemise. En fait, à la seconde même où vous lisez cet ouvrage, vous n'êtes plus celui qui a commencé la lecture de la préface.

Pour l'Ayurvéda (ce mot désigne en sanskrit « la science de la vie »), la médecine traditionnelle de l'Inde qui guide ce livre, le corps humain se définit comme une fluctuation d'énergie et d'information située dans un champ plus vaste d'énergie et d'information. Le corps n'est plus un « objet » mais un *processus.* En conséquence, nous nous intéresserons moins aux molécules qui constituent notre corps qu'au fonctionnement de ces processus. Et, pour le propos de ce livre, les fonctions les plus importantes sont la prise d'aliments, la respiration, la digestion, le métabolisme, l'élimination des déchets. Sans oublier l'activité fondamentale : le mouvement de la conscience, qui est à la base de toutes les autres fonctions.

Prenons un exemple : la respiration. A chaque inspiration, on fait entrer dans l'organisme 1 022 atomes en provenance de l'univers. Cette matière première cosmique contenue dans l'air ambiant pénètre dans l'organisme et se transforme en cellules du cœur, des os, des reins, du foie. Ensuite, à chaque expiration, on exhale une quantité équivalente d'atomes venus de tout l'organisme. En fait, on expulse littéralement des morceaux de cœur ou de rein.

Ainsi, techniquement, nous partageons perpétuellement nos organes avec d'autres personnes – et pas seulement avec nos contemporains mais aussi avec des personnes qui ont vécu dans le passé. On a calculé, en utilisant des isotopes radioactifs, et cela sans le moindre doute, que chacun de nous possède dans son organisme des millions d'atomes qui ont appartenu à l'organisme de Jésus, de Bouddha, de Gengis Khan, de Léonard de Vinci ou de Michel-Ange. Pendant ces trois dernières semaines 1 015 atomes ont transité par votre corps après être passés dans l'organisme d'autres êtres vivants.

En moins d'un an, 98 % des atomes de l'organisme sont remplacés. Ce processus concerne même l'ADN, qui conserve la mémoire de millions d'années d'évolution. Les matières premières de l'ADN – le carbone, l'hydrogène, l'azote, l'oxygène – vont et viennent dans le corps à la manière d'oiseaux migrateurs, toutes les six semaines.

LA RÉALITÉ DE VOTRE CORPS

Ce que vous venez de lire a pu vous surprendre et ce n'est qu'un début. Que sont ces atomes qui entrent et sortent sans arrêt de notre corps ?

Un physicien vous répondrait qu'un atome est fait de particules. Mais les particules n'ont pas d'existence matérielle. Elles sont des fluctuations d'énergie et d'information dans un vide d'énergie et d'information. L'essentiel du matériau qui compose notre corps est immatériel.

Si vous pouviez voir votre corps comme il est réellement, vous apercevriez un immense vide et quelques points, quelques taches et des décharges électriques. En fait, 99,999996 pour cent de l'organisme est un espace vide. Et si vous pouvez imaginer que le 0,000004 pour cent restant semble être de la matière solide, vous vous rendrez compte que c'est également un espace vide. Mais en même temps, c'est de *l'intelligence*. Cette qualité immatérielle d'information qui contrôle, construit et gouverne devient en fait le corps. Et cette intelligence interne communique avec l'intelligence du cosmos !

La nature utilise la même source de matériaux pour créer une galaxie, une forêt, ou un corps humain que pour créer une pensée. Ceci est une donnée essentielle pour comprendre ce livre. Les fluctuations de la conscience que nous appelons pensées ou sentiments sont en fait la réflexion de l'intelligence interne qui structure le système corps-esprit. En comprenant la nature de cette intelligence et en lui permettant de prendre une forme dynamique, vous pouvez transformer votre corps pour lui donner une forme idéale. Car, en vérité, il existe en vous un corps qui est gai, sain, parfait et qui ne demande qu'à s'épanouir.

LE MÉTABOLISME ET LA VISION INTÉRIEURE

Le métabolisme de votre organisme, qui contrôle la façon dont la nourriture est consommée et convertie en énergie, est tributaire de deux influences, l'une macro-, l'autre micro-. La macro-influence, la plus grande des deux, est cette intelligence profonde qui anime tout l'univers et dont nous avons déjà parlé. Nos émotions, nos désirs, nos sentiments, nos pensées, modulent constamment notre métabolisme : c'est ce que j'appelle la micro-influence. Certaines émotions accélèrent le métabolisme, d'autres le ralentissent. Certaines émotions déclenchent une sécrétion excessive d'acide dans l'estomac, d'autres ont un effet opposé. Bref, tout ce qui se passe dans le réseau d'intelligence se reflète constamment dans le métabolisme.

Afin de diriger vos émotions personnelles ainsi que l'intelligence universelle vers une santé parfaite, mettez-vous à la discipline que l'Ayurvéda désigne sous le nom de « vision » intérieure. Cela veut dire que vous regardiez en vous afin d'y puiser les enseignements qui guideront votre action à venir. Dans nos sociétés occidentales, la vision intérieure est malheureusement rarement pratiquée. Pour fixer sa conduite à venir, on lui préfère la « vision extérieure », qui repose sur des éléments externes.

Pour expérimenter la vision intérieure, il faut se focaliser sur les signaux intérieurs qu'émet notre corps. Dans son infinie sagesse, la nature ne nous envoie que deux sortes de signaux : une sensation de confort et une sensation de malaise. Lorsque vous vous sentez parfaitement épanoui, sur les plans physique, émotionnel et spirituel, vous êtes sur la bonne voie. J'appelle cela *l'état d'adéquation spontanée*, car à chaque situation nouvelle correspond la juste réaction du corps-esprit.

Afin d'aller puiser dans cette intelligence intérieure, vous n'avez besoin que de concentration – aussi commençons par mettre en pratique un principe qui vous aidera à mieux connaître votre appétit et vos habitudes alimentaires.

PREMIÈRE PHASE

Ce principe est des plus simples et se résume en une seule phrase : *mangez quand vous avez faim, mais quand vous n'avez pas faim, abstenez-vous de manger.*

Pendant les deux prochaines semaines, je vous demande d'appliquer ce conseil à la lettre. Il peut vous paraître évident, mais en fait la plupart des gens mangent sans avoir forcément faim. Ils mangent par habitude, par convenance, pour faire comme les autres. En d'autres termes, ils sont directement influencés par leur environnement. Ils se tournent vers l'extérieur pour définir leur conduite, que ce soit pour manger, dormir ou travailler. Si c'est votre cas, nous allons modifier ces comportements.

Souvenez-vous d'un point important : la faim n'est qu'un signal émis par l'intelligence du corps lorsqu'il désire être nourri et que son métabolisme y est prêt. Si le corps n'a pas faim, il ne réclame pas de nourriture et il n'est pas préparé à la métaboliser.

Voici un exemple qui servira à éclairer mon propos. Si vous passez devant une station-service et que vous remarquez que votre réservoir est presque vide, il est logique que vous vous arrêtiez pour faire le plein. Supposons maintenant qu'en passant devant cette station-service, vous remarquiez que votre réservoir est plein. Si vous vous arrêtiez quand même et tentiez de mettre de l'essence, cela serait absurde. Votre voiture n'en retirerait aucun avantage et votre réservoir déborderait. Vous vous rendriez compte que vous n'avez pas agi au mieux de vos intérêts. C'est exactement ce qui se passe quand vous mangez alors que vous n'avez pas faim.

Bien sûr, l'acte de se nourrir est nettement plus satisfaisant et plus enrichissant sur le plan de l'affect que de faire le plein d'essence. La nourriture peut être une amie lorsque vous êtes seul. Cuisiner peut vous donner une impression de diriger les événements alors que vous n'avez que peu de contrôle sur le reste de votre existence. Faire des courses peut évoquer pour vous un sentiment d'abondance qui compense de graves lacunes dans d'autres domaines de votre vie.

Il n'est, hélas, pas toujours facile de déterminer si vous avez vraiment faim : aussi, pour vous aider à ne manger que lorsque vous avez faim, j'ai établi une *échelle de satisfaction*.

L'estomac ne fonctionne pas comme un réservoir à essence : il a besoin de place pour digérer convenablement. Si votre estomac est plein, vous ressentirez des sensations de malaise, de lourdeur et votre digestion ne s'effectuera pas dans de bonnes conditions. Si vous mangez continuellement jusqu'à ce que votre estomac soit plein, votre métabolisme fabriquera des toxines et vous deviendrez obèse.

Voici les différents niveaux de l'échelle de satisfaction.

Niveau de 0 à 1. A la fin de la digestion, arrive le moment où vous sentez que votre estomac a évacué le précédent repas. Il vous semble vide et vous avez faim. A ce niveau, vous devez toujours manger. Vous n'êtes pas affamé, mais vous avez un véritable besoin de nourriture que vous devez satisfaire.

Niveaux 2, 3, et 4. C'est le moment où vous prenez votre repas, ou lorsque vous avez fini de manger et où la digestion se déroule. En vous concentrant sur votre estomac, vous sentez la présence des aliments. Vous n'avez pas faim.

Niveau 5. Vous êtes bien.

Niveau 6. C'est le point de confort maximum, le moment où vous devez vous arrêter de manger.

Niveaux 7 et 8. Votre estomac est plein à ras bord et vous n'êtes pas à l'aise.

Niveau P. Vous ne pouvez plus rien avaler. L'idée même de manger vous donne la nausée. Vous avez l'impression que votre estomac va exploser. Vous ne devriez jamais atteindre ce niveau.

Niveau V. Votre estomac est totalement vide, vous ressentez une impression désagréable et vous mourez de faim. Ce niveau est aussi néfaste que le niveau P et vous devez éviter d'en arriver là.

Avec un peu d'entraînement, il vous sera facile de déterminer à tout moment votre niveau de satisfaction. Placez votre main sur votre estomac plusieurs fois par jour pour mieux vous concentrer sur cette région de votre corps. C'est ce que j'appelle la *valeur d'attention* et elle s'applique à bien des moments de la vie.

Une fois que vous avez établi le véritable niveau de votre faim, souvenez-vous que l'Ayurvéda recommande de ne pas remplir son estomac au-delà des trois quarts de sa capacité. Cela correspond au niveau 6 de l'échelle de satisfaction. Continuer à manger vous causerait un sentiment de malaise dans les deux heures qui suivent le repas.

Si vous vous sentez lourd après un repas, si vous avez envie de dormir, c'est que vous avez trop mangé, et vous devrez en tenir compte à l'avenir. Mais pas de complexe de culpabilité. Les erreurs font partie des changements de comportement.

En ne mangeant que lorsque vous avez faim, il est possible que vous preniez vos repas à des heures inhabituelles. Et parfois vous ne mangerez que très peu pendant vingt-quatre heures ou même plus longtemps. C'est le signe que vos rythmes biologiques se réajustent. Si vous avez faim, c'est-à-dire si vous êtes au niveau 0 ou 1, mangez. Ne résistez pas. Mais pendant les deux premières semaines de ce programme, ne mangez pas à moins d'être au niveau 0 ou 1, quelle que soit l'heure. Vous pouvez être certain que vous avez atteint ce niveau quand vous ne sentez plus la présence d'aliments dans votre estomac et que vous avez vraiment faim.

En suivant ces conseils pendant deux semaines, vous aurez le temps de prendre conscience des signaux internes qu'émet votre corps. Mais ne continuez pas plus longtemps à manger à n'importe quelle heure. Après avoir réglé votre corps pour tenir compte de son intelligence intérieure, il est préférable de revenir à un rythme chronobiologique où vous déjeunerez chaque jour à la même heure. Cela devrait d'ailleurs arriver naturellement : vous aurez faim vers midi, surtout si vous avez pris un petit déjeuner léger.

Idéalement, vous arrêterez de manger lorsque vous aurez atteint le niveau 6. Cette habitude durera toute votre vie. Il ne s'agit pas là d'un régime mais simplement de faire attention à votre corps et à ses niveaux de satisfaction. Et cela sans effort, sans gêne, sans inconfort.

Au début de ce chapitre, je vous ai fait remarquer que tout le monde se faisait du souci pour son poids, une préoccupation pas toujours justifiée. Je veux insister une fois encore sur la notion de *poids idéal*. A mes yeux, il n'est fixé ni par les statistiques des compagnies d'assurances, ni par les magazines de mode, ni par les publicités pour les produits de régime. Vous êtes le seul à déterminer votre poids idéal en tenant compte de votre vision intérieure et en vous fixant un but à votre portée.

Pour mieux définir ce but, répondez sur une feuille volante aux questions qui vont suivre. De temps en temps, à mesure que vous avancerez dans ce livre, relisez vos réponses et voyez si vos idées ont évolué.

1. Pourquoi désirez-vous modifier votre poids ?
2. Quel poids désirez-vous atteindre ?
3. A quel critère avez-vous obéi pour déterminer ce poids en dehors de la certitude d'être mieux dans votre peau, physiquement et moralement ?
4. Quel âge aviez-vous lorsque vous pesiez ce poids ?
5. En tenant compte des changements dans votre vie, pensez-vous que le but que vous vous êtes fixé à la question n° 2 est réalisable et correspond à votre vision intérieure ?

Si la réponse à cette dernière question est oui, ce chiffre correspond à votre poids idéal.

2

COMMENT DÉCOUVRIR VOTRE TYPE AYURVÉDIQUE

Tout comme l'alimentation, le contrôle du poids est une affaire purement personnelle. L'Ayurvéda recommande que tout ce qui touche à la santé, que ce soit un régime alimentaire ou des exercices physiques, doit être adapté à la physiologie de la personne concernée. C'est pourquoi l'Ayurvéda se préoccupe de la *nature essentielle* de chaque individu et des bases de son système corps-esprit.

Nous allons donc étudier les principes physiologiques qui font de chaque personne un être unique et à la fin de ce chapitre vous trouverez un questionnaire pour déterminer votre type de corps selon l'Ayurvéda. Je vous propose quelques exemples pour vous montrer à quel point les réactions sont différentes d'une personne à l'autre. Ainsi, lorsque le temps fraîchit, certains s'habillent chaudement, portent des chapeaux, des écharpes et des gants alors que d'autres sont encore en bras de chemise. Certains se contentent d'un sandwich pour déjeuner et travaillent ensuite tout l'après-midi, alors que d'autres ont besoin de manger beaucoup plus. Une tasse de café énervera l'un alors que son voisin n'en sera nullement affecté. Comment expliquer de telles variations ? Ni les rayons X, ni un examen médical n'apportent de réponse. Carrure, taille, personnalité, caractéristiques physiologiques uniques, se conjuguent pour attribuer à chaque être son individualité biochimique, que l'Ayurvéda classe dans un système psychophysiologique de types de corps.

L'individualité biochimique est l'expression de schémas d'intelligence qui existent dans chaque type de corps, corps qui inclut, bien sûr, l'esprit.

En connaissant votre type ayurvédique, vous apprendrez à réveiller votre intelligence intérieure. Vous découvrirez quels sont les aliments, les activités et les remèdes les mieux adaptés à votre corps et à votre esprit. Mais n'oubliez pas qu'ils ont des points de jonction. A ces points précis où la pensée devient un acte physique, l'Ayurvéda situe trois agents essentiels. Appelés *doshas,* ils sont des principes de la mécanique quantique esprit/corps qui contrôlent le flux d'intelligence dans tout l'organisme.

En termes plus simples, voici comment les doshas se manifestent : si vous êtes mince et si vous n'avez pas d'horaire fixe pour manger, vous pouvez avoir faim à n'importe quelle heure. De même, pour le sommeil : s'il vous arrive de dormir quelques heures après vous être couché puis de vous réveiller sans pouvoir retrouver le sommeil, vous vous levez et vous vous préparez un en-cas. Ce comportement est typique d'un dosha. En revanche, si vous avez une pendule dans l'estomac, si vous respectez à la minute l'horaire de vos repas, si vous mourez de faim quand le déjeuner a une demi-heure de retard, je dirais que vous êtes influencé par un autre dosha. Et, bien sûr, il existe des personnes qui n'appartiennent ni à l'un, ni à l'autre groupe, et qui sont dominées par un troisième dosha.

On est souvent étonné par la faculté qu'ont les médecins ayurvédiques de connaître les caractéristiques biologiques et psychologiques de leurs malades en les interrogeant simplement sur leurs habitudes alimentaires ou leur sommeil. Il n'y a là rien de magique. L'Ayurvéda est la plus vieille médecine du monde. Elle prend en compte la relation qui existait de tout temps entre l'homme et le reste de la nature avant que cette relation ne soit obscurcie comme elle l'est aujourd'hui. L'Ayurvéda, c'est littéralement la sagesse du passé. Cependant, l'Ayurvéda n'est pas la seule médecine traditionnelle à reconnaître l'existence de catégories physiologiques bien spécifiques. En Europe, au Moyen Age, on classa les individus selon quatre

« humeurs » à l'image des quatre éléments, terre, air, feu et eau. On expliqua le comportement des personnes par l'excès d'un de ces éléments. Hamlet, par exemple, était toujours vêtu de noir dans les représentations du XVIIe siècle. Les spectateurs savaient immédiatement que le héros shakespearien souffrait d'un excès de « terre » dans son humeur.

Pour notre propos, classer chaque personne selon l'influence des trois doshas permet de comprendre pourquoi un régime donné a des résultats opposés selon les individus. Le type de corps dont vous avez hérité à votre naissance est le meilleur guide qui soit pour choisir votre alimentation, vos exercices de gymnastique et même les décisions importantes à prendre dans votre vie.

Ces trois doshas s'appellent *Vata*, *Pitta*, *Kapha*. Ils contrôlent non seulement tous les mouvements et toutes les pensées de l'être, mais ils sont en relation avec toute la nature. Ils sont omniprésents, aussi bien dans les plantes, les animaux, les aliments que dans les conditions atmosphériques. Les heures du jour et les saisons ont également leurs doshas. Ces trois éléments, Vata, Pitta, Kapha, vous relient à tout l'univers. La nature étant une, elle va du général au particulier, c'est-à-dire à votre personnalité propre. Mieux vous comprendrez ces correspondances, et plus la vie sera belle.

Chacun de ces trois doshas possède des fonctions bien définies :

- Vata, dosha de l'air, contrôle tous les mouvements à l'intérieur du corps : le mouvement des cordes vocales, le mouvement de la pensée, le mouvement des pieds et des mains, le mouvement du sang. Vata est éminemment sec, léger, froid et, par-dessus tout, changeant. Lorsque Vata est bien équilibré, il a une influence bénéfique sur l'énergie, le mouvement, la respiration. Lorsqu'il est déséquilibré, il peut amener la déshydratation, le froid, l'instabilité émotionnelle. Vata est le principal dosha.
- Pitta, dosha du feu, contrôle le métabolisme et la digestion. Il est chaud, précis, léger, acide, légèrement huileux. Bien équilibré, il régule la faim, la soif, la chaleur du corps, l'acuité de l'intelligence. Exaspéré, Pitta peut créer des sensations de colère, de frustration et, ce qui est le plus important pour nous, une faim intense.
- Kapha, le dosha de l'eau et de la terre, contrôle la structure du corps jusque dans ses moindres cellules. Il est lourd, huileux, lent, froid, solide, ennuyeux, uniforme. Il maintient la force et la forme physiques grâce aux os, aux muscles et aux tendons. Déséquilibré, il amène rhumes et grippes et surtout il est responsable de l'obésité.

Bien que votre type de corps reflète le dosha ou les doshas dominants, chaque cellule de votre organisme doit contenir ces trois doshas pour être porteur de vie. Votre corps dépend de Vata (mouvement) afin de respirer, de faire circuler le sang, de mouvoir les aliments dans le tube digestif et d'envoyer des signaux depuis ou vers le cerveau. Il a besoin de Pitta (métabolisme) pour transformer les aliments, l'air, l'eau dans l'organisme et faciliter les fonctions intellectuelles. Kapha (structure) maintient en place les cellules, forme les muscles, les graisses et les os.

Si chacun d'entre nous possède ces trois doshas, notre personnalité psycho-physiologique dépend de la proportion de chacun de ces doshas présents en nous. Chez une personne de type Vata, par exemple, le dosha Vata est dominant.

En connaissant votre type de corps, vous saurez quel dosha domine votre physiologie. Cela vous aidera à choisir votre alimentation, vos exercices et un mode de vie qui maintiendra votre poids idéal et vous conservera en parfaite santé. C'est l'essence de la nature dont vous avez hérité. C'est *qui* vous êtes et *ce que* vous êtes.

Voici une brève description des traits et des comportements qui caractérisent chacun des trois doshas.

VATA

Les Vata ont des silhouettes minces, élancées. Ils agissent vite. Leur rapidité est même une de leurs caractéristiques essentielles. Leur appétit et leur digestion sont irréguliers, leur sommeil léger et souvent interrompu. Le stress les rend insomniaques. Ils se fatiguent vite et ont tendance à en faire trop. Ils ont du mal à soutenir un effort continu, physique ou mental.

En général, les Vata sont enthousiastes, vifs, pleins d'imagination. Ils passent facilement du rire aux larmes et ils angoissent quand ils sont stressés. Ils assimilent rapidement des notions nouvelles, mais les oublient aussi vite.

La plupart des Vata sont imprévisibles et bien moins stéréotypés que les Pitta et les Kapha. Du coup, ils peuvent avoir faim à n'importe quelle heure du jour ou de la nuit. Ils adorent le changement, se coucher tard, sauter des repas. Ils détestent la routine.

Comme le dosha Vata se déséquilibre plus facilement que les autres doshas, il est important de vivre une existence aussi régulière que possible. Il faut savoir également que Vata contrôle les impulsions du système nerveux. Si vous mangez à tout bout de champ, c'est Vata qui en est responsable, surtout si vous êtes stressé ou angoissé. Dans des cas extrêmes, lorsque Vata est sérieusement déséquilibré, les calories sont métabolisées si vite qu'elles n'ont pas le temps de devenir des graisses. Cet état de fait peut satisfaire une personne trop grosse, mais ce n'est sûrement pas bon pour la santé.

Les personnes de type Vata doivent donc veiller à prendre leurs repas à heure fixe et à composer des menus équilibrés. Elles éviteront les aliments froids et les boissons glacées qui déséquilibrent immédiatement Vata ainsi que les légumes et les fruits crus. Elles préféreront les aliments qui « tiennent au corps » comme les ragoûts et les entremets chauds.

Caractéristiques du type Vata

- Silhouette mince et élancée.
- Agit vite.
- Faim et digestion irrégulières.
- Sommeil léger, tendance à l'insomnie.
- Enthousiaste, vif, imaginatif.
- Prompt à s'exciter, d'humeur changeante.
- Apprend rapidement, oublie tout aussi vite.
- Se fait du souci.
- Tendance à la constipation.
- Se fatigue vite, fait du zèle.
- Incapable de fournir un effort soutenu.

Être Vata, c'est :

- Avoir faim à n'importe quelle heure du jour ou de la nuit.
- Aimer le changement et les situations excitantes.
- Dormir à des heures différentes, sauter des repas, ne pas avoir de routine.
- Avoir un jour une bonne digestion, et une mauvaise le lendemain.
- Passer du rire aux larmes sans que cela ne porte à conséquence.
- Marcher d'un pas vif.

PITTA

Les personnes de type Pitta sont de taille et de force moyennes. Elles sont blondes et souvent couvertes de taches de rousseur. Elles n'aiment, pour la plupart, ni le soleil, ni la chaleur. Elles ressentent d'une façon aiguë la faim et la soif. Elles détestent sauter des repas et digèrent bien.

Les Pitta tendent à se mettre en colère quand ils sont stressés, mais ont l'esprit d'aventure et aiment les défis. Ils possèdent une intelligence vive et parlent facilement en public. La principale caractéristique des Pitta est leur intensité, ce qui les rend ambitieux, critiques, effrontés, raisonneurs et jaloux. Bien équilibrés les Pitta sont tendres, ardents, amoureux et heureux de vivre.

Persuadés que leur solide constitution leur permettra de tout digérer, les Pitta ont tendance à trop manger. Si c'est le cas, et que leur principal dosha est déséquilibré, les Pitta souffrent facilement de brûlures d'estomac, de douleurs intestinales et même parfois d'ulcères. Les Pitta ont donc intérêt à manger modérément et à ne pas abuser de leur excellente digestion. Ils éviteront de manger lorsqu'ils sont tendus ou en colère et ils prendront leurs repas au calme. Les pique-niques en pleine nature leur sont particulièrement recommandés. A l'inverse des Vata, les Pitta se trouveront bien de consommer des boissons froides et des salades. Ils éviteront les mets trop épicés et la viande. La nourriture végétarienne leur convient bien.

Chaque dosha peut être à la fois positif et négatif – il est positif quand il est bien équilibré, il est négatif quand il est déséquilibré. Les Pitta ont suffisamment de maîtrise de soi pour perdre facilement quelques kilos. Mais si leur dosha n'est plus équilibré, ils deviennent facilement suicidaires : ils abusent de l'alcool, font perpétuellement des excès de table et sont boulimiques.

Caractéristiques du type Pitta

- Carrure moyenne.
- Force et endurance moyennes.
- Mange et boit beaucoup, digère bien.
- Tendance à se fâcher facilement sous la pression.
- Peau claire avec souvent des taches de rousseur.
- N'aime ni le soleil ni la chaleur.
- Aime les défis, les risques.
- Intelligence vive.
- S'exprime avec précision.
- Ne peut sauter de repas.
- Cheveux blonds, châtain clair ou roux.

Être Pitta, c'est :

- Se sentir affamé si un repas a une demi-heure de retard.
- Avoir des horaires précis et détester perdre son temps.
- Se réveiller la nuit en ayant chaud et soif.
- Prendre le contrôle des événements ou en sentir le besoin.

- S'entendre dire que l'on est parfois trop exigeant, trop sarcastique ou trop critique.
- Marcher avec autorité.

KAPHA

Les Kapha ont de solides carrures, beaucoup de force physique et d'endurance. Ils bougent lentement et avec élégance. Leur digestion est lente, ils meurent rarement de faim.

Les Kapha sont des gens tranquilles, détendus, et qui se mettent rarement en colère. Ils sont en général affectueux, tolérants et peu rancuniers. Le stress peut les rendre jaloux et imbus d'eux-mêmes. Avant tout, les Kapha sont des gens relax.

Le dosha Kapha apporte à leur organisme stabilité et régularité. Les médecins ayurvédiques trouvent que les Kapha ont de la chance car ils jouissent en général d'une bonne santé. De plus, les Kapha sont heureux, sereins, confiants dans l'avenir.

La nourriture les réconforte et cela peut poser parfois un problème. Ils doivent donc éviter la crème, le beurre, les desserts trop riches ainsi que les fritures ou les mets trop gras. Ils ne doivent manger que lorsqu'ils ont réellement faim et non parce que c'est l'heure du repas. Ils devraient jeûner un jour par semaine, où ils n'absorberaient que des jus de fruit ou du lait écrémé. Ils en retireraient un supplément d'énergie.

Bien des Kapha luttent leur vie entière pour ne pas grossir, un combat qui les laisse désespérés et meurtris. Ils ne doivent pourtant pas perdre courage. Si leur forte carrure ne répond pas aux critères dictés par la mode, ils n'ont pas en avoir honte. Leur digestion et leur métabolisme sont, certes, plus lents et ils maigrissent plus graduellement. Mais l'Ayurvéda nous enseigne qu'un corps bien équilibré n'est jamais trop gros et dès que les Kapha retrouvent leur équilibre, ils retrouvent également leur poids idéal.

Caractéristiques du type Kapha

- Carrure solide et puissante, grande résistance physique.
- Énergie soutenue, mouvements lents et gracieux.
- Personnalité tranquille, confiante ; se met rarement en colère.
- Teint pâle, peau épaisse parfois grasse.
- Lent à saisir de nouveaux concepts mais les retient bien.
- Sommeil lourd, dort beaucoup.
- Tendance à prendre du poids.
- Digestion lente, appétit modéré.
- Affectueux, tolérant, pardonne facilement.
- Est souvent possessif, content de soi.

Être Kapha, c'est :

- Peser longtemps le pour et le contre avant de prendre une décision.

- Se réveiller lentement, traîner au lit, boire un café avant de se lever.
- Se contenter du présent et le préserver en se montrant conciliant.
- Respecter les autres et se ranger à leurs idées.
- Chercher le réconfort dans la nourriture.
- Se mouvoir avec élégance, même si l'on est trop gros.

QUEL EST VOTRE TYPE PHYSIQUE ?

A la fin de ce chapitre, vous trouverez un questionnaire qui vous aidera à déterminer votre type physique. Mais maintenant que vous avez une idée de ce que sont les trois doshas, vous devez savoir que Kapha est à l'origine de l'obésité. En effet, comme Kapha contrôle la structure de l'organisme, l'obésité naît d'un déséquilibre de Kapha. Cependant, il n'est pas rare qu'un déséquilibre des doshas Vata ou Pitta entraîne un déséquilibre de Kapha, comme lorsque l'on mange nerveusement ou d'une façon compulsive. Ainsi, quelqu'un du type Vata peut souffrir d'obésité.

Vous voici prêt à remplir le questionnaire. Connaître votre type de corps vous permettra d'entrer en relation avec votre intelligence intérieure et vous aidera à mieux réagir à vos signaux internes. Mais que les choses soient bien claires, car je ne veux pas que vous pensiez aux doshas comme à des limites qui entraveraient vos possibilités. Les doshas sont une forme de destin, un destin positif. Une bonne compréhension de votre type de corps-esprit vous amènera à être équilibré et à jouir d'une parfaite santé.

DÉTERMINEZ VOTRE TYPE PHYSIQUE AYURVÉDIQUE

Le questionnaire suivant est divisé en trois sections. Pour les vingt premières questions, relatives au dosha Vata, lisez chaque proposition et attribuez-lui une note allant de 0 à 6 (0 = ne s'applique pas à moi ; 3 = s'applique un peu à moi, ou quelquefois ; 6 = s'applique tout à fait à moi, ou presque toujours).

Ensuite, additionnez tous les chiffres relatifs à Vata, puis passez aux questionnaires Pitta et Kapha. Vous obtiendrez ainsi trois chiffres qui, lorsque vous les aurez comparés, détermineront votre type physique.

TYPE VATA

1. Je travaille très rapidement.
2. J'ai du mal à mémoriser les choses et à m'en souvenir plus tard.
3. Je suis enthousiaste et vif de nature.
4. Physiquement, je suis mince – je ne prends pas facilement de poids.
5. J'ai toujours assimilé les nouvelles informations rapidement.

6. Ma démarche est légère et rapide.
7. J'ai du mal à prendre des décisions.
8. J'ai une tendance à la constipation et à l'aérophagie.
9. J'ai les mains et les pieds plutôt froids.
10. Je suis souvent inquiet ou anxieux.
11. Je supporte mal le froid.
12. Je parle vite et on me dit bavard.
13. Mon humeur change vite et je suis assez émotif.
14. J'ai souvent du mal à m'endormir ou à dormir profondément toute la nuit.
15. Ma peau est plutôt sèche, surtout en hiver.
16. Mon esprit est très actif, parfois agité, et très imaginatif.
17. Mes mouvements sont vifs et rapides; mon énergie a tendance à venir par à-coups.
18. Je m'excite facilement.
19. Je suis plutôt irrégulier(e) par rapport au sommeil et à la nourriture.
20. J'apprends vite, mais oublie tout aussi vite.

TOTAL VATA :

TYPE PITTA

1. Je me considère comme très efficace.
2. J'ai tendance à être très précis et ordonné dans mes activités.
3. J'ai une grande force de caractère, et parfois tendance à employer la manière forte.

4. Lorsqu'il fait chaud, je ne me sens pas bien et je m'épuise vite.
5. Je transpire facilement.
6. Je deviens irritable ou me mets en colère assez facilement, même si cela ne se voit pas toujours.
7. Je ne me sens pas bien lorsque je saute un repas ou que je mange en retard.
8. Mes cheveux sont :
   – grisonnants (ou calvitie précoce) ;
   – peu nombreux, fins, raides ;
   – blonds, roux ou châtains.
9. J'ai un solide appétit, je peux manger beaucoup.
10. On me dit têtu.
11. Mon transit intestinal est régulier – j'ai davantage tendance à avoir des selles non formées qu'à être constipé.
12. Je m'impatiente facilement.
13. J'ai tendance à être perfectionniste.
14. Je me mets facilement en colère, mais je l'oublie rapidement.
15. J'aime beaucoup les aliments froids.
16. Je remarquerais plutôt une pièce trop chaude que trop froide.
17. Je digère mal les aliments piquants et épicés.
18. Je ne suis pas aussi tolérant face aux opinions différentes que je devrais l'être.
19. J'aime les défis et, lorsque je veux une chose, je suis très déterminé dans mes efforts pour l'obtenir.

20. Je suis assez critique vis-à-vis des autres, mais aussi de moi-même.

TOTAL PITTA :

TYPE KAPHA

1. Ma tendance naturelle est de faire les choses d'une manière lente et détendue.
2. Je grossis plus facilement que d'autres et maigris plus lentement.
3. Je suis de nature calme et sereine, je ne perds pas facilement contenance.
4. Je peux facilement sauter un repas, cela ne me pose pas de problème.
5. J'ai tendance à produire en excès du mucus et de la lymphe ; j'ai des problèmes d'asthme ou de sinus.
6. Il me faut au moins huit heures de sommeil pour me sentir bien le jour suivant.
7. Je dors très profondément.
8. Je suis de nature calme et ne me mets pas en colère facilement.
9. Je n'apprends pas aussi vite que d'autres personnes, mais j'ai une excellente mémoire rétentive.
10. J'ai tendance à la rondeur – je retiens la graisse facilement.
11. Je suis sensible au froid et à l'humidité.
12. J'ai une chevelure épaisse, foncée et ondulante.
13. Ma peau est lisse, douce et mon teint plutôt pâle.

14. Ma charpente est large et robuste.
15. Je suis serein, de nature agréable, affectueux et indulgent.
16. Ma digestion est lente, ce qui me donne une impression de lourdeur après les repas.
17. Je suis résistant, endurant, mon niveau d'énergie est stable.
18. Mon pas est lent et mesuré.
19. J'ai tendance à trop dormir et à être un peu « sonné » lorsque je me réveille. J'ai en général du mal à me mettre en marche le matin.
20. Je mange lentement et mes actions sont lentes et méthodiques.

TOTAL KAPHA :

RÉCAPITULATIF

TOTAL VATA	TOTAL PITTA	TOTAL KAPHA

COMMENT DÉTERMINER VOTRE TYPE PHYSIQUE

Vous êtes à présent en mesure de déterminer votre type physique. Les doshas, au nombre de trois, peuvent être combinés de dix manières différentes pour donner dix types physiques ayurvédiques.

- Si un total est beaucoup plus élevé que les autres, vous êtes d'un type dosha simple (Vata, Pitta, Kapha).

Vous êtes sans aucun doute du type dosha simple si un des totaux est le double des autres (par exemple, Vata : 90, Pitta : 45, Kapha : 35), mais une marge plus réduite peut aussi l'indiquer. Dans les doshas simples, une des trois caractéristiques prédomine. Le dosha dont le total sera le deuxième le plus élevé sera quand même visible dans vos tendances naturelles, mais d'une manière beaucoup moins marquée.

- Si aucun dosha simple ne prédomine, vous êtes du type dosha double (Vata-Pitta ou Pitta-Vata, Pitta-Kapha ou Kapha-Pitta, Vata-Kapha ou Kapha-Vata).

Si vous êtes du type dosha double, ce sont les traits des deux doshas qui prédomineront. Le total le plus élevé indiquera le dosha le plus fort dans votre type physique, mais les deux joueront un rôle important.

La plupart des individus sont de type dosha double. Par exemple, le type du dosha double aura obtenu les résultats suivants : Vata : 80, Pitta : 90, Kapha : 20. Dans ce cas, il s'agit du type Pitta-Vata.

• Si vos trois totaux sont quasiment semblables, vous êtes du type dosha triple (Vata-Pitta-Kapha).

Ce cas est le plus rare des trois. Vérifiez à nouveau vos réponses, ou relisez les descriptions de Vata, Pitta et Kapha pour voir si un ou deux doshas ressortent plus dans votre constitution.

3

LES CLEFS DE LA PERTE DE POIDS

Pendant des millions d'années, le souci principal des êtres humains fut de se nourrir. C'était une question de survie, et les peuples s'organisèrent en conséquence. Quand les récoltes étaient abondantes, les populations se gavaient et engrangeaient des réserves, car elles savaient qu'une période de disette allait suivre. Parallèlement à ces cycles naturels d'abondance et de famine, l'organisme humain se mit à conserver les aliments sans les métaboliser et sans les transformer immédiatement en énergie : grâce à des poches de graisse.

Aujourd'hui, la famine a presque disparu de la surface du globe. Dans la plupart des pays, on peut manger quand on veut, ce que l'on veut et sans crainte des restrictions. Mais la chimie de nos corps ne s'est pas encore adaptée à ce changement. Notre organisme se prépare toujours à des périodes de famine en continuant à faire des réserves de graisse.

Ce processus n'a rien d'une maladie. Il est normal et naturel. Votre poids actuel est la résultante de votre alimentation, de l'énergie requise par les besoins de votre corps, et de l'aboutissement de millions d'années d'évolution.

Même en modifiant de fond en comble votre alimentation et votre mode de vie, il n'est pas certain que vous arriviez à maigrir au point de satisfaire aux exigences de la mode. Pour deux raisons : premièrement, les critères de la mode ne correspondent pas à la structure de la majorité des gens. Deuxièmement, votre corps ne peut faire la différence entre une pénurie alimentaire dictée par le souci d'entrer dans un jean plus étroit et la pénurie engendrée par la famine ou une autre catastrophe. Dans les deux cas, le corps se met au « régime minimum », où il ralentit le métabolisme et où il brûle les graisses plus lentement. Ce mécanisme particulièrement puissant, il est si bien ancré dans les gènes qu'il est extrêmement difficile de le modifier.

Tout cela pour dire que le poids est une question bien plus subjective que vous ne le pensez. Si vous mangez chaque jour une livre de petits-fours, vous avez conscience que c'est une mauvaise habitude. Si vous désirez corriger ce déséquilibre et revenir à un régime plus naturel, vous le pouvez sans aucun doute. Mais si vous décidez d'aller au-delà pour acquérir la silhouette de quelqu'un qui est profondément différent de vous, vous allez vous battre contre des forces biologiques difficiles à vaincre, surtout à long terme.

D'où la conclusion suivante : maigrir dépend de deux choses, identifier et éliminer les habitudes alimentaires responsables de déséquilibres et connaître, accepter sa vraie nature et en jouir. Ce chapitre devrait vous y aider.

ÉQUILIBRER VOTRE ORGANISME

Le surpoids reflète un déséquilibre général de l'organisme, ce qui est une autre façon de dire que les problèmes de poids ne sont pas seulement des problèmes de kilos. Si l'on se contente de regarder la perte de poids et qu'on mesure les progrès en termes de kilos et de centimètres de tour de taille, les progrès seront toujours limités parce qu'on aura oublié les déséquilibres sous-jacents.

Le simple fait de perdre des kilos ne créera jamais un état parfait d'équilibre de l'organisme, alors qu'un poids normal et naturel résultera d'un équilibre parfait.

Souvent, lorsqu'on désire maigrir, c'est pour être plus beau ou plus belle, plus sexy, plus dynamique. Mais pour l'Ayurvéda, la beauté extérieure dépend de la beauté intérieure. Et la beauté intérieure découle spontanément d'un équilibre parfait du corps et de l'esprit.

Pour parvenir à cet équilibre, il suffit de réconcilier notre organisme avec l'intelligence de la nature qui est en nous. Pour cela, il faut supprimer les obstacles qui empêchent l'intelligence de s'épanouir. Selon la terminologie de l'Ayurvéda, il faut équilibrer les trois doshas afin qu'ils régulent parfaitement notre corps.

Michel-Ange avait le génie de voir dans un bloc de marbre la sculpture achevée. Il ne cherchait pas à faire une sculpture mais à libérer celle qui était enfermée dans la pierre. Quand vous vous rééquilibrez, c'est ce que vous faites. Plutôt que de créer un « nouveau » vous, vous libérez celui qui était dissimulé en vous. Et celui qui est caché en vous et veut sortir est, lui, parfaitement équilibré. Il n'existe pas de règles uniformes pour y parvenir, c'est une affaire strictement personnelle où l'instinct joue un grand rôle.

Mais pour commencer, il faut s'accepter, c'est même un préalable à la beauté physique comme au bonheur moral et spirituel. Ne pas s'accepter, c'est courir au-devant de bien des malheurs et des déceptions. Cela mène à vouloir se camoufler, soit en mangeant trop de chocolat, soit derrière de coûteux maquillages. Cependant, nous connaissons tous des personnes qui rayonnent de bonheur et qui, pourtant, n'obéissent pas aux critères de la beauté. C'est qu'elles s'acceptent. Au moment où vous songez à entreprendre des changements dans votre vie, faites-le d'une façon positive et personnelle et non pour obéir aux diktats d'autrui. Cela peut faire toute la différence entre le succès et l'échec d'un régime.

Déséquilibres de Vata

- Peau sèche ou rugueuse
- Insomnies
- Constipation
- Fatigue générale
- Maux de tête
- Intolérance au froid
- Arthrite
- Perte de poids
- Angoisse, soucis

Déséquilibres de Pitta

- Urticaire, inflammations de la peau
- Ulcères, brûlures d'estomac
- Problèmes de vision
- Température du corps élevée
- Calvitie précoce
- Irritabilité, hostilité

Déséquilibres de Kapha

- Surpoids, obésité
- Digestion lente
- Allergies, sinusite, rhumes
- Dépression
- Paresse, léthargie
- Asthme
- Problèmes d'articulations

L'HOMÉOTHERMIE

L'homéothermie ajuste la température de chaque organe du corps à la manière d'un thermostat. Ainsi, quelques minutes après avoir couru un kilomètre ou pris un sauna, la température de votre corps redescendra à 37°.

En fait, l'organisme possède des centaines de thermostats, chacun obéissant à des lois naturelles. De même, le corps possède de nombreux points d'équilibre et leur coordination tient du miracle. Cette coordination a pour centre l'hypothalamus, qui est responsable d'un nombre incroyable de fonctions, comme le métabolisme des sucres et des graisses, le sommeil et l'état de veille, l'appétit, la soif, les sécrétions digestives, le niveau des fluides, la croissance et la température du corps. Bref, l'hypothalamus gère toutes les fonctions automatiques de l'organisme, et donc les mécanismes qui déterminent le poids.

L'équilibre physiologique est une fonction de l'intelligence. Nous sommes bien plus qu'une série de thermostats, car ils ne peuvent se régler eux-mêmes alors que nous le pouvons. Le réglage ou *prakriti*, effectué à votre naissance afin que les trois doshas soient parfaitement équilibrés, est déterminé pour la vie.

Tout comme les fonctions automatiques de l'organisme obéissent à l'hypothalamus, les centaines de thermostats du corps obéissent aux réglages des doshas. A cette différence près : on peut influencer et communiquer avec ses doshas, mais pas avec son hypothalamus. Ainsi, les niveaux de Vata s'élèvent dans des conditions atmosphériques difficiles, lorsqu'on a peur, quand on mange des mets épicés, ou encore lorsqu'on se couche trop tard. Des signaux « encore plus de Vata » sont alors émis. Pitta et Kapha ont également leurs propres catalyseurs.

Les déséquilibres permanents nous éloignent de notre prakriti que l'on peut aussi appeler notre vrai destin. L'Ayurvéda nomme ces déséquilibres *vikriti,* ce qui en sanskrit veut dire « s'écarter de la nature ». Le prakriti est donc ce qui est naturel chez l'homme, et le vikriti son contraire. Mauvaises habitudes alimentaires, sommeil perturbé, stress ou angoisse, tensions émotionnelles éloignent l'individu du cours naturel de la vie : d'où des problèmes de santé et de poids. Bref, le vikriti nous affaiblit et nous rend plus vulnérable.

Cependant le vikriti ou déséquilibre n'est qu'une illusion qui prend sa source dans notre ego. Je veux dire par là que nous avons tort de penser que nous sommes des entités individuelles, fondamentalement isolées du reste de l'univers. C'est là un point de vue hérité de notre culture, mais ce n'est qu'un concept, et non une vérité scientifiquement établie. Votre corps n'a pas de commencement dans le temps ou dans l'espace, et sa fin n'est pas programmée. Votre organisme se régénère continuellement, et il continuera ainsi jusqu'à la fin de son existence. Mais la manière dont il se façonne à chaque instant dépend directement des signaux émis par le cerveau à chaque moment de la journée : à votre travail, en famille et lors des repas. Si ces signaux demeurent négatifs, parce que vous-même vous êtes négatif dans vos pensées et dans vos actes, vous ne vous améliorerez pas. Mais, heureusement, vous pouvez changer tout cela. Vous possédez au fond de vous-même une combinaison idéale, unique, superbe de Vata, Pitta et Kapha. Si vous pouvez puiser dans ces trois doshas, votre problème de poids et tous vos autres problèmes seront résolus spontanément. C'est la beauté de l'Ayurvéda que de guérir en permettant aux gens de retrouver leur vraie nature.

DES HORAIRES FIXES

Comme je vous l'ai dit, l'obésité est due en grande partie à un déséquilibre de Kapha, et cela, quel que soit votre type de corps. Bien que ce livre vous propose des techniques pour équilibrer les trois doshas, voyons la façon de corriger les déséquilibres de Kapha. Ces techniques vous aideront à maigrir, mais aussi à vivre pleinement et à trouver le bonheur intérieur.

Tout d'abord, je veux insister sur l'importance d'horaires fixes. Chaque jour, entre le lever et le coucher du soleil, des millions d'événements peuvent se produire. Mais la nature est si bien organisée que tous dépendent d'un même rythme unificateur, ou, pour être plus précis, ces rythmes sont imbriqués les uns dans les autres comme les rouages d'une montre.

La médecine moderne a identifié un certain nombre de ces cycles : le cœur bat tous les trois quarts de seconde, les poumons se gonflent dix à quatorze fois par minute. Mais certaines variations demeurent mystérieuses. Pourquoi le poids de notre corps augmente-t-il le soir ? Pourquoi nos mains sont-elles plus chaudes à deux heures du matin ? Pourquoi certains médicaments sont-ils plus efficaces à une certaine heure ?

L'Ayurvéda nous enseigne que chaque individu possède des cycles essentiels, contrôlés par la mécanique quantique du corps. Notre corps tente constamment de synchroniser ses propres rythmes avec ceux de la nature. Chaque jour, nous subissons ces différents cycles qui apportent des changements dans Vata, Pitta et Kapha. L'Ayurvéda distingue trois cycles qui se déroulent du lever au coucher du soleil et qui se répètent la nuit selon l'horaire suivant (voir page suivante).

Vivre à l'unisson de la nature, c'est respecter ces cycles essentiels qui étayent notre existence. Nous devons glisser sur les vagues de la nature et ne pas les combattre comme nous en avons souvent l'habitude.

En fin d'après-midi, lorsque le soleil se couche, la nature commence à se reposer. On a envie de s'asseoir dans un fauteuil confortable et de se

PREMIER CYCLE SECOND CYCLE

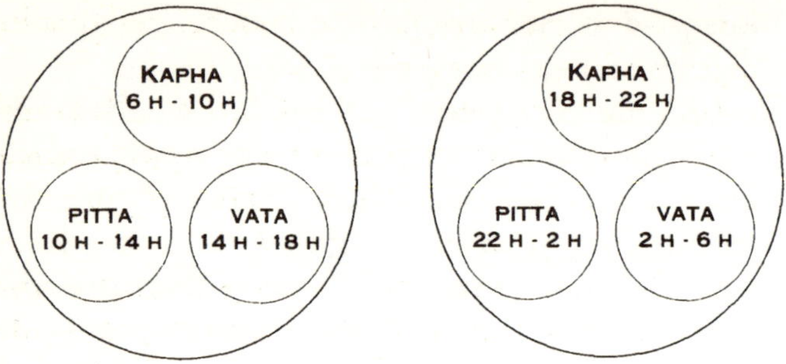

détendre après une journée de travail. Les oiseaux vont dormir et l'air semble lourd. A la fin du cycle Kapha, vers 10 heures du soir, on a souvent sommeil.

De même, si l'on examine la période où Pitta prédomine, c'est-à-dire de 10 heures du matin à 2 heures de l'après-midi, c'est l'heure où on est le plus en forme et où on a le plus d'appétit. C'est que Pitta est responsable du métabolisme, de la diffusion de l'énergie et des fonctions physiques en général.

Le rôle de Pitta dans l'organisme équivaut à celui du soleil. Plus il brille, c'est-à-dire au milieu de la journée, et mieux l'organisme est préparé à digérer les aliments. C'est pourquoi, historiquement, le déjeuner a toujours été le repas principal. Jusqu'à ce que le monde industriel ne bouleverse ces rythmes biologiques et que le dîner devienne le repas essentiel.

Considérez le soleil comme une sorte de support de la digestion. A son zénith, il la facilite. Mais lorsqu'il se lève ou qu'il se couche, ses qualités digestives sont amoindries.

Un des conseils les plus importants de l'Ayurvéda est de faire de votre déjeuner votre repas principal. De plus, vous devez déjeuner chaque jour à la même heure, au milieu du cycle Pitta.

En déjeunant vers midi, vous pouvez absorber une plus grande quantité de nourriture, sans pour autant peser sur votre tube digestif, qui fonctionne mieux au milieu de la journée et convertit plus aisément les aliments en énergie. Vous n'aurez donc plus besoin de prendre un gros dîner, qui est plus difficile à digérer. Ce simple changement de vos habitudes peut avoir d'importantes conséquences sur votre métabolisme. Comme la digestion s'effectue mieux vers midi, elle est plus efficace et elle convertit les aliments en énergie et non en graisse. S'alimenter, c'est produire de l'énergie, de la vitalité, du bonheur et non des graisses et des impuretés qui se déposent dans l'organisme et dont il est difficile de se débarrasser.

Si vous travaillez toute la journée, vous aurez sans doute du mal à faire de votre déjeuner votre principal repas. Mais cela en vaut la peine car vous réveillerez ainsi l'intelligence physiologique qui est en vous. De plus, vous devrez cesser de vous préoccuper de calories ou de quantité pour veiller seulement à la qualité des aliments. Votre repas doit être complet, nutritif, délicieux et composé d'aliments fraîchement cuits. Et souvenez-vous d'arrêter de manger lorsque vous avez atteint le niveau 6 sur l'échelle de satisfaction.

DÉJEUNEZ A HEURES FIXES

Au cours du premier chapitre, je vous ai demandé de ne manger que lorsque vous aviez faim. Vous suivrez ce conseil pendant les deux premières semaines de ce programme ayurvédique. Il a pour but d'éliminer les impuretés et de vous faire prendre conscience de votre faim et de vos habitudes alimentaires. Après ces deux semaines, je vous demande de déjeuner chaque jour à la même heure et de faire de votre déjeuner votre principal repas. Si vous suivez attentivement les conseils de ce livre, vous verrez que vous aurez automatiquement faim à la même heure et donc vers midi.

Qu'en est-il des autres repas ? En règle générale, ne prenez pas de petit déjeuner du tout. Sinon, qu'il soit le plus léger possible. L'Ayurvéda considère que c'est là un repas facultatif. Les gros mangeurs, en particulier les personnes qui appartiennent au groupe Pitta, pourront prendre du lait et des céréales ou du thé et des toasts pour patienter jusqu'à l'heure du déjeuner.

En déjeunant d'un repas copieux et équilibré, vous ne devriez plus avoir faim dans la journée. Votre dîner sera donc léger mais vous ne devez pas l'éliminer. « Par léger », je veux dire deux choses : évitez les aliments lourds, comme la viande ou les plats cuisinés, et diminuez les portions. Une soupe chaude, du pain, des céréales chaudes, des légumes variés composent un menu idéal. La viande et surtout la viande rouge ne devrait être consommée qu'à midi.

UN EMPLOI DU TEMPS BIEN ÉTUDIÉ

Le déjeuner doit être votre principal repas : l'Ayurvéda insiste sur ce point. Mais ce n'est pas le seul. L'heure du coucher est très importante. Si votre corps est épuisé, il ne peut satisfaire ses besoins internes. Souvenez-vous également que le cycle Kapha dure de 6 heures à 10 heures du soir et qu'il s'accompagne de lourdeur et de lenteur. C'est donc le moment où la nature vous encourage à vous coucher et à dormir.

10 heures du soir, c'est le moment de la jonction entre Kapha et Pitta. Si vous laissez passer 10 heures, Pitta prend le relais. Or Pitta est un dosha actif dont les caractéristiques sont la légèreté, l'acuité et la chaleur. Loin de vous endormir, Pitta vous apporte un second souffle et vous permet de veiller jusqu'à minuit ou 2 heures du matin.

Dans ce cas, le réveil sera difficile : soit vous serez fatigué, soit vous vous lèverez vers 8 ou 9 heures, en plein dans le cycle Kapha, qui ne vous apportera pas la vivacité dont vous avez besoin. J'ai également remarqué lors de mes consultations que les gens qui se lèvent tard ont moins d'énergie et sont plus sujets à la dépression que ceux qui se lèvent de bonne heure.

Si vous vous couchez vers 10 heures, vous n'aurez pas de mal à vous lever à l'heure la plus propice, c'est-à-dire avant 6 heures du matin. Vous bénéficierez de l'influence de Vata, qui vous apportera sa légèreté, son énergie et sa vivacité. Et cela pendant toute la journée.

Votre nouvel emploi du temps ne serait pas complet sans des massages. Le premier s'appelle *garshan*, c'est un massage à sec. L'Ayurvéda le recommande spécialement pour perdre du poids car il stimule la circulation et aide le corps à éliminer ses impuretés. On a également découvert qu'il combattait la cellulite. Le second massage, ou *abhyanga*, utilise l'huile de sésame. L'Ayurvéda le recommande à tous car il rajeunit et revitalise l'organisme. Il est excellent pour la peau et il aide à équilibrer les trois doshas.

A mesure que vous perdrez du poids, ces massages aideront votre peau à rester ferme et tendue et ils éviteront les rides et les chairs flasques. Faites ces deux massages chaque matin avant de prendre votre bain ou votre douche. Ils ne prendront que quelques minutes de votre temps. Sinon, efforcez-vous de les faire trois fois par semaine. Ou bien contentez-vous du massage garshan chaque jour.

MASSAGE GARSHAN

Ce massage ayurvédique stimule la circulation du sang dans tout l'organisme, élimine les impuretés et facilite la perte de poids. Il accélère la digestion, le métabolisme et la réduction de la cellulite.

Le massage garshan ne prend que trois ou quatre minutes et vous le ferez avant le massage à l'huile de sésame. Idéalement, utilisez des gants de soie brute, sinon un loofa ou une éponge naturelle.

1. Enfilez vos gants de soie.
2. Massez-vous vigoureusement. Exercez des pressions glissées profondes le long des os, et des mouvements circulaires autour des articulations. Au début, contentez-vous d'une dizaine de longues pressions puis passez graduellement jusqu'à quarante.
3. Commencez par vous masser la tête, puis le cou et les épaules.
4. Continuez par le torse mais évitez la région du cœur et les seins.
5. Massez votre abdomen de haut en bas et de gauche à droite et insistez sur les parties du corps où les graisses se sont accumulées comme l'abdomen, les cuisses, les fesses, les bras.
6. Levez-vous. Massez-vous vigoureusement les hanches, puis les jambes et les pieds.

MASSAGE À L'HUILE DE SÉSAME

Ce massage ayurvédique à l'huile (abhyanga) renforcera et équilibrera votre corps, améliorera la circulation du sang, rajeunira votre peau.

1. Procurez-vous dans un magasin diététique de l'huile de sésame pressée à froid. Purifiez-la en la faisant légèrement bouillir, puis retirez-la du feu. Vous pouvez en préparer près d'un litre à l'avance. Les jours suivants, réchauffez-la au bain-marie avant de l'utiliser.

2. Massez tout votre corps avec la paume de la main plutôt qu'avec le bout des doigts. En général, procédez par des mouvements circulaires sur la tête et les articulations, et du haut en bas sur le cou et les os. Appuyez modérément sur tout votre corps sauf sur le cœur et l'estomac que vous masserez plus légèrement.

3. Commencez par la tête. Versez un peu d'huile dans votre main et frictionnez vigoureusement la surface de votre crâne. Massez plus longuement votre tête que le reste de votre corps.

4. Massez votre visage et vos oreilles sans trop appuyer tout en versant un peu d'huile dans votre paume au fur et à mesure.

5. Massez votre cou et votre nuque. Appliquez alors un peu d'huile sur tout le reste de votre corps pour qu'elle ait le temps de pénétrer dans

votre peau. Massez énergiquement vos bras, puis vos épaules.

6. Massez votre torse et votre estomac en utilisant des mouvements circulaires sans trop appuyer. Commencez par le côté droit de votre ventre et remontez dans le sens des aiguilles d'une montre.
7. Massez votre dos et votre colonne vertébrale autant que vous le pourrez.
8. Massez vigoureusement vos jambes.
9. Terminez par la plante des pieds. Comme pour votre tête, cette région du corps demande que vous vous y attardiez.
10. Prenez un bain chaud ou une douche.

4

PERDRE DU POIDS GRACE A LA DIGESTION

L'appétit est votre allié, non un ennemi, lorsque vous cherchez à maigrir. Souvenez-vous-en et profitez-en : vous pouvez digérer vos aliments afin qu'ils ne produisent plus d'excès de graisse.

Nous avons vu au cours du premier chapitre que nous ne sommes pas des statues figées dans le temps et dans l'espace, mais qu'à chaque instant nous régénérons l'intelligence de notre organisme ainsi que chacune de ses cellules. Comment ? Grâce à la digestion.

Nous puisons dans notre alimentation l'intelligence de notre environnement et nous métabolisons cette intelligence à notre profit. Nous ne sommes jamais aussi proches de la nature que lorsque nous mangeons. Dans un prochain chapitre, nous évoquerons les meilleurs aliments. Pour le moment, occupons-nous surtout de ce qui se passe avant et après avoir mangé et voyons les mécanismes de l'appétit et de la digestion.

Dans ma pratique, je me suis aperçu que si je demandais à une personne qui voulait maigrir qu'elle me parle de la faim, la réponse était toujours la même : « J'ai un trop gros appétit ! »

L'idée que l'appétit et la faim sont nos ennemis est donc bien ancrée dans les esprits. Et tous ceux qui ont voulu maigrir n'ont sans doute pas cessé de suivre des régimes pour combattre les tendances naturelles de leur corps. Ils ont avalé des pilules, suivi des régimes alimentaires, englouti des fibres, etc. Je pense que tous ces efforts étaient à côté de la plaque. En essayant de museler son appétit, on lutte contre la nature. C'est un combat inutile et sans espoir.

D'où vient la faim ? L'Ayurvéda enseigne que la faim provient des feux digestifs appelés *agnis*. *Agni* veut dire « feu ». L'Ayurvéda décrit la digestion en termes de chaleur, comme si la nourriture était brûlée avant d'être digérée. Cette conception coïncide avec les travaux les plus récents de biochimie. C'est lorsque vous avez faim que les feux, ou agnis, sont le plus chauds, ceci est le signe qu'ils sont parfaitement prêts à digérer et à assimiler les aliments. L'agni, ou faculté digestive, permet de bien assimiler les aliments et de les convertir en énergie, et non en graisses et en toxines.

Selon l'Ayurvéda, les personnes qui ont des problèmes chroniques de poids souffrent toujours d'une mauvaise digestion. L'Ayurvéda appelle *ama* la mauvaise digestion. C'est une substance blanche et collante, qui obstrue les canaux de l'organisme. Par ces canaux passent non seulement le sang et la lymphe mais aussi l'énergie. La présence d'ama est un signe avant-coureur d'un grand nombre de maladies ainsi que de symptômes que les personnes trop fortes connaissent bien : léthargie, tristesse, horaires alimentaires élastiques, besoin incontrôlable de manger, obésité.

L'ama se manifeste également d'une façon toute simple que vous remarquez le matin en vous brossant les dents : si votre langue est « chargée », la pellicule blanche qui la recouvre, c'est de l'ama.

Lorsque l'ama est présent, il est à peu près impossible de rééquilibrer l'organisme, et tout à fait impossible de maigrir. C'est ce qui explique que, même en s'abstenant de manger, ou presque, certaines personnes n'ont pas réussi à maigrir. Il est donc essentiel de prendre des mesures pratiques pour éliminer l'ama afin de pouvoir maigrir d'une façon permanente. L'ama est en effet la clef de la pathologie de l'obésité. Après tout, la lourdeur est l'une des caractéristiques de l'ama.

Les aliments salés, aigres ou sucrés sont particulièrement responsables de l'accumulation d'ama. Modifier les habitudes alimentaires, boire des tisanes, jeûner, tout cela permet d'éliminer l'ama.

Mais si l'ama est le mauvais génie du corps, l'organisme a aussi son bon génie, l'« ojas ». L'Ayurvéda le décrit comme l'équivalent biochimique du bonheur. En mangeant sainement, en suivant les conseils de ce livre, votre système digestif fabriquera de l'ojas. Pensez-y un instant. En créant de l'ojas, vous emmagasinez la manifestation physique de la joie et du bonheur. Quoi de plus important ? Quoi de plus primordial pour votre santé et votre bien-être ?

Lorsque vous prenez des mesures pour éliminer l'ama, vous produisez automatiquement de l'ojas. De même, en fabriquant de l'ojas, vous créez moins d'ama. Il est donc utile que vous sachiez comment se manifestent ces deux importantes substances afin de pouvoir les reconnaître :

Manifestations de l'ama : faiblesse, lourdeur, léthargie, élimination irrégulière des déchets, fatigue, fluctuations de l'appétit, mauvaise humeur, langue blanche au réveil.

Manifestations de l'ojas : légèreté du corps, énergie, bon appétit et excellente digestion, élimination régulière des déchets, force et résistance physiques, impression de bonheur.

Avant de parler de nutrition et des aliments porteurs d'ojas et d'ama, je veux évoquer une technique essentielle pour éliminer l'ama en renforçant la digestion. J'appelle cette technique « perfectionnement de l'intelligence du corps ». Il s'agit d'animer l'intelligence intérieure de l'organisme pour que les aliments digérés se transforment en énergie, en intelligence et en bonheur. Vous aurez sans doute à changer certaines de vos habitudes, mais vous constaterez très vite les avantages que vous en retirerez.

PERFECTIONNEMENT DE L'INTELLIGENCE DU CORPS

Prenez vos repas au calme : les conditions dans lesquelles vous prenez vos repas sont aussi importantes que les aliments eux-mêmes. Ne travaillez pas en mangeant, ne lisez pas, n'écoutez pas la radio, ne regardez pas la télévision. Vous ne devez penser à rien d'autre qu'à votre nourriture et à en apprécier les saveurs. Les personnes qui souffrent de surpoids ont tendance à se gaver sans faire attention à ce qu'elles mangent.

Ne mangez jamais debout : même s'il ne s'agit que d'un fruit ou d'une grappe de raisin, asseyez-vous à une table. Concentrez-vous sur ce que vous mangez et prenez votre temps. Cela aidera la digestion à se mettre en place et vous pourrez contrôler votre niveau d'appétit.

Ne mangez pas quand vous êtes contrarié : si vous êtes contrarié, troublé ou en colère, votre digestion en sera affectée et vous produirez de l'ama. Attendez quelques minutes d'avoir retrouvé votre calme pour passer à table.

Arrêtez-vous à temps : souvenez-vous du niveau 6 de l'échelle de satisfaction. L'Ayurvéda conseille de s'arrêter aux trois quarts de notre capacité. Au-delà, vous produirez de l'ama.

Évitez les boissons et les aliments glacés : boissons et aliments glacés ont tendance à geler les feux digestifs et à faciliter la production d'ama. De plus, comme Vata et Kapha sont froids par nature, ils seront troublés par des aliments et des boissons glacés. Pour traiter l'obésité, il est essentiel de rééquilibrer ces deux doshas. Vous aurez peut-être du mal à vous passer de boissons glacées au début. Mais bientôt, vous n'en aurez plus envie et vous vous sentirez beaucoup mieux.

Ne parlez pas en mangeant : lorsque vous mâchez et que vous avalez vos aliments, vous devez permettre à vos sens de s'intérioriser et d'apprécier le goût, l'odeur et la vue de votre nourriture. A table, ne parlez que de sujets agréables et légers. Évitez les controverses.

Mangez lentement : pour vous obliger à ralentir votre rythme, après chaque bouchée, posez votre fourchette ou votre cuillère et ne la reprenez que lorsque vous avez dégluti.

Attendez d'avoir digéré pour entamer un nouveau repas : la digestion dure entre trois et six heures. Grignoter sans arrêt pendant ce temps produit de l'ama. Si vous devez manger quelque chose, prenez un fruit ou un verre de jus de fruit.

Mangez des aliments fraîchement préparés : on croit généralement que les aliments crus font perdre du poids. S'il est vrai qu'une certaine quantité d'aliments crus convient à un régime, les aliments cuits se digèrent mieux et produisent moins d'ama. Vos repas seront donc cuits, bien équilibrés et délicieux. Les aliments auront été fraîchement préparés car les restes qui ont été réchauffés sont plus difficiles à digérer et produisent de l'ama.

Reposez-vous quelques minutes après chaque repas : vous permettrez ainsi à la digestion de commencer son travail sans effort. C'est également une façon de respecter la nourriture. Même si votre travail vous incite à vous dépêcher la dernière bouchée avalée, consacrez quelques instants à vous reposer. Vous vous apercevrez très vite que ce n'est pas du temps perdu.

Enfin, deux fois par semaine, méditez sur votre nourriture : cette technique utilise le pouvoir de concentration pour améliorer la digestion et le métabolisme. Soyez seul à table. Mangez très lentement en prenant conscience de chacun de vos mouvements.

Commencez par fixer la nourriture en ayant conscience que vous la regardez. Respirez-la et soyez conscient de son odeur. Mâchez lentement et soyez conscient du goût de chaque bouchée. L'Ayurvéda affirme : « Celui qui mange sans s'en rendre compte peut s'empoisonner. » En prenant un ou deux repas par semaine en vous concentrant sur vos aliments, vous verrez la nourriture sous un autre angle.

TABLEAU DES PRATIQUES ALIMENTAIRES

Afin de vous aider à acquérir des habitudes alimentaires saines, je vous propose de remplir, chaque jour de la semaine, et pour chacun des quatre repas de la journée (petit déjeuner, déjeuner, pause de 4 heures et dîner), le tableau suivant. Chaque fois qu'une des propositions correspond à ce que vous avez fait lors d'un de ces repas, noircissez le cercle correspondant. En procédant ainsi, vous verrez au fil des semaines quels sont les réflexes alimentaires que vous avez acquis, et ceux que vous devez encore travailler.

	LUN	MAR	MER	JEU	VEN	SAM	DIM
J'ai mangé dans un lieu calme	○ ○ ○ ○	○ ○ ○ ○	○ ○ ○ ○	○ ○ ○ ○	○ ○ ○ ○	○ ○ ○ ○	○ ○ ○ ○
J'ai mangé à l'heure prévue	○ ○ ○ ○	○ ○ ○ ○	○ ○ ○ ○	○ ○ ○ ○	○ ○ ○ ○	○ ○ ○ ○	○ ○ ○ ○
J'ai mangé assis à une table	○ ○ ○ ○	○ ○ ○ ○	○ ○ ○ ○	○ ○ ○ ○	○ ○ ○ ○	○ ○ ○ ○	○ ○ ○ ○
Je n'ai pas mangé car j'étais contrarié	○ ○ ○ ○	○ ○ ○ ○	○ ○ ○ ○	○ ○ ○ ○	○ ○ ○ ○	○ ○ ○ ○	○ ○ ○ ○
J'ai arrêté de manger aux 3/4 de ma capacité	○ ○ ○ ○	○ ○ ○ ○	○ ○ ○ ○	○ ○ ○ ○	○ ○ ○ ○	○ ○ ○ ○	○ ○ ○ ○
J'ai évité les aliments ou les boissons froides	○ ○ ○ ○	○ ○ ○ ○	○ ○ ○ ○	○ ○ ○ ○	○ ○ ○ ○	○ ○ ○ ○	○ ○ ○ ○
Je n'ai pas parlé en mastiquant	○ ○ ○ ○	○ ○ ○ ○	○ ○ ○ ○	○ ○ ○ ○	○ ○ ○ ○	○ ○ ○ ○	○ ○ ○ ○
J'ai mangé sans me presser	○ ○ ○ ○	○ ○ ○ ○	○ ○ ○ ○	○ ○ ○ ○	○ ○ ○ ○	○ ○ ○ ○	○ ○ ○ ○
J'ai attendu d'avoir digéré mon précédent repas	○ ○ ○ ○	○ ○ ○ ○	○ ○ ○ ○	○ ○ ○ ○	○ ○ ○ ○	○ ○ ○ ○	○ ○ ○ ○
J'ai mangé des aliments frais	○ ○ ○ ○	○ ○ ○ ○	○ ○ ○ ○	○ ○ ○ ○	○ ○ ○ ○	○ ○ ○ ○	○ ○ ○ ○
J'ai fait une pause à la fin de mon repas	○ ○ ○ ○	○ ○ ○ ○	○ ○ ○ ○	○ ○ ○ ○	○ ○ ○ ○	○ ○ ○ ○	○ ○ ○ ○

5

SE NOURRIR SANS RÉGIME

Les régimes alimentaires les plus stricts où il faut compter les calories et réduire considérablement son alimentation risquent de vous faire grossir à plus ou moins long terme. Seules 20 % des personnes qui maigrissent grâce à ces régimes ne reprennent pas de poids dans les douze mois. Et, comme je l'ai déjà dit, il n'y a rien de pire que de maigrir puis de reprendre du poids.

Et d'abord, selon quels critères choisir son régime ? Pendant longtemps, on a prétendu que les graisses poly-insaturées sauvaient des vies. Aujourd'hui, il semblerait que ces graisses augmenteraient les risques de certains types de cancers. Beurre ou margarine ? Bien des gens ont cessé de manger du beurre au profit de la margarine. Mais une étude publiée par le *New England Journal of Medecine*

(1990) affirmait que la margarine augmentait le taux de cholestérol et réduisait le « bon cholestérol ». On a également voulu nous faire croire que des boissons hyperprotéinées pouvaient résoudre les problèmes de poids. Fallait-il manger plus de glucides ou moins ? Pas de poisson ou uniquement du poisson ? Il existe une douzaine d'exemples de remèdes miracles qui se sont révélés nuisibles.

L'Ayurvéda se distingue de la médecine occidentale en refusant d'analyser les aliments sous l'angle purement nutritionnel. Ce point de vue biochimique ne prend pas en compte les points de vue humains que sont le plaisir, la plénitude, le bonheur de manger ce que l'on aime. Les régimes proposés sont en fait, sous une forme ou sous une autre, des punitions.

Or le corps n'aime pas être puni et il se révolte en criant famine, en ralentissant son métabolisme ou même en tombant malade.

L'Ayurvéda est totalement hostile à ces régimes, qui ignorent les besoins du système corps-esprit. Il préconise de retourner au principe d'équilibre. En comprenant les besoins de votre corps et en les satisfaisant, vous laisserez votre organisme vous dire si vous avez vraiment faim, ce que vous désirez manger et quels sont les meilleurs aliments. C'est la base d'un régime intelligent qui répond à tous les besoins du corps et de l'esprit.

Il est à noter que l'Ayurvéda reconnaît non seulement les qualités matérielles des aliments mais prend en compte l'influence essentielle exercée sur notre existence par ce que nous mangeons. Si notre attention est attirée sur ce niveau primordial d'intelligence, le fait de maigrir dépendra de la façon dont la nourriture est assimilée par notre organisme : les graisses sont-elles brûlées ou emmagasinées ? A partir du moment où notre alimentation produit de l'énergie, et non des graisses et de l'ama, compter les calories n'a plus grande importance.

DES ALIMENTS POUR RÉDUIRE KAPHA

Dans les chapitres précédents, je vous ai appris que Kapha est le dosha qui contrôle et maintient la stabilité de l'organisme. En général, les personnes qui ont un problème de surpoids souffrent, entre autres, d'un Kapha déséquilibré. Le système nutritionnel de l'Ayurvéda analyse attentivement chaque aliment pour déterminer son influence sur Vata, Pitta et Kapha. Certains aliments ont la propriété de réduire Kapha : ils vous aideront à produire de l'énergie au lieu de fabriquer des graisses. Ainsi, en mangeant régulièrement de ces aliments, vous parviendrez à votre poids idéal et vous le conserverez sans avoir recours à des régimes astreignants. Apprenez la liste de ces aliments, mais ne la suivez pas à la lettre. Veillez seulement à ce que ces aliments fassent souvent et régulièrement partie de vos repas. Et comme ils vous aideront à vous rééquilibrer, vous serez heureux d'en manger.

LISTE DES ALIMENTS

- Privilégiez ce qui est léger, sec, chaud.
- Privilégiez les plats épicés, amers, astringents.
- Voici quelques conseils importants :

- **Laitages :** le lait écrémé est meilleur pour vous. Faites-le bouillir (éventuellement avec une pincée de gingembre) avant de le boire, il sera plus facile à digérer. Buvez-le chaud (le lait froid augmente Kapha). Ne buvez pas de lait avec un repas complet ou avec des aliments salés ou aigres, il est alors difficile à digérer.
- **Fruits :** les fruits légers comme les pommes et les poires sont à recommander, ainsi que les grenades et les kakis.
- **Édulcorants :** le miel est excellent car il réduit Kapha.
- **Haricots :** ils sont tous excellents.
- **Céréales :** l'avoine, le maïs, le millet, le sarrasin et le seigle sont à recommander pour leur légèreté.
- **Épices :** toutes les épices sont bonnes sauf le sel, qui augmente Kapha.
- **Légumes :** tous les légumes conviennent, mais voici les plus efficaces pour réduire Kapha : radis, asperges, aubergines, salades à feuilles vertes, betteraves, brocoli, pommes de terre, choux, carottes, citrouille, céleri.
- **Viandes et poissons** (pour les non-végétariens) : les viandes blanches, poulet ou dinde, sont excellentes tout comme le poisson.

TECHNIQUES POUR RETROUVER VOTRE ÉQUILIBRE

Il existe plusieurs techniques pour rééquilibrer votre organisme. L'une des plus efficaces est le *régime liquide*. Je vous recommande de le suivre un jour par semaine, ce qui vous permettra de vous nourrir légèrement ce jour-là, d'éliminer l'ama et de renforcer votre digestion. Poursuivez ce régime jusqu'à ce que vous ayez atteint votre poids idéal. *Souvenez-vous :* il ne s'agit pas d'un jeûne et il est inutile d'acheter des boissons protéinées. Vous pouvez manger ce que vous voulez, du moment que c'est sous forme liquide. Afin d'éliminer l'ama, privilégiez les aliments frais et entiers.

N'essayez pas, par exemple, de liquéfier de la viande, une pizza ou des lasagnes. Choisissez des soupes, des tisanes, des jus de fruits frais ou des jus de légumes frais, du lait chaud, des céréales que vous passerez au mixer en y ajoutant des aliments plus nourrissants si vous le désirez.

Laissez-vous guider par votre appétit : certaines personnes se contenteront de jus de fruits frais et s'en porteront à merveille. D'autres auront besoin de légumes et de céréales. L'important est de vous sentir léger et plein de tonus. Toutefois, si vous avez l'habitude de faire beaucoup de sport, ménagez-vous les jours où vous ferez votre régime liquide.

Voici maintenant une technique ayurvédique pour vous débarrasser de l'ama. Elle paraît très simple, mais elle est très efficace si vous désirez perdre du poids. Tout ce que vous avez à faire, c'est boire de l'eau chaude toute la journée.

Comme je vous l'ai dit, l'ama est collant et gras. L'eau chaude le dissout comme elle dissout les matières grasses de la vaisselle sale. Vous devrez cependant suivre les règles suivantes.

Premièrement, l'eau doit être très chaude, au point qu'il vous faudra souffler dessus avant de la boire.

Deuxièmement, sachez que la quantité d'eau est moins importante que sa fréquence. L'idéal est d'en boire quelques gorgées toutes les trente minutes. Si vous pensez que c'est trop, buvez-en un peu toutes les heures.

Vous pouvez prendre d'autres boissons pendant la journée, comme des tisanes, mais cela ne vous dispense pas de boire votre eau chaude. Très vite, vous vous apercevrez de l'effet apaisant de cette méthode. Quand vous y serez habitué, vous ne pourrez plus vous en passer.

Pendant les premières semaines, vous urinerez plus souvent : votre organisme sera en train de se débarrasser de l'ama et de ses autres impuretés. C'est le signe que quelque chose d'important se déroule dans votre corps. Dans trois ou quatre semaines, tout redeviendra normal mais l'ama continuera à se dissoudre.

EN RÉSUMÉ

- Commencez à mettre en pratique immédiatement les deux techniques décrites plus haut pour éliminer l'ama.
- Une fois par semaine, faites votre régime liquide. Consommez des soupes, des tisanes, des jus de fruits et de légumes frais, du lait chaud et des céréales. Vous pouvez tout passer au mixer, mais évitez les aliments préparés à l'avance, les plats lourds, la viande.
- Buvez souvent des gorgées d'eau chaude pendant la journée, toutes les demi-heures ou à la rigueur toutes les heures. Emportez un Thermos avec vous, cela vous facilitera la vie.
- Voici les aliments qui amélioreront votre digestion :
- En général, la viande augmente Kapha et produit plus d'ama que les autres aliments. Préférez le poulet et le poisson à la viande rouge, et supprimez la viande plusieurs jours par semaine.
- Mangez beaucoup de légumes frais et cuits ainsi que des céréales.
- Évitez les plats froids qui sont plus difficiles à digérer.
- Préférez les aliments cuits, mais ne vous privez pas de légumes ou de salades crus ou encore de fruits crus.
- Une pincée de gingembre dans la cuisine stimule la digestion et élimine l'ama. Le cumin, la cardamome, les clous de girofle, la cannelle, la moutarde et le poivre noir stimulent la digestion.
- Manger du gingembre avant les repas stimule l'agni, le feu digestif.

UNE ALIMENTATION RÉGÉNÉRATRICE

Voici d'autres conseils alimentaires. Si vous les suivez, votre organisme cessera d'emmagasiner des graisses et produira au contraire de l'énergie, de la vitalité, de l'ojas.

- Préférez le poulet et le poisson à la viande rouge et abstenez-vous de manger de la viande plusieurs jours par semaine. La viande rouge augmente Kapha et produit plus d'ama que les autres aliments.
- Augmentez la consommation de céréales et de légumes. Souvenez-vous également que plus les aliments sont frais et plus ils contiennent d'ojas. Évitez les conserves et dans une moindre mesure les surgelés.
- A table, évitez les mets froids ou les sandwichs. Mangez un dessert chaud plutôt qu'une glace, un poisson grillé plutôt qu'une salade de thon.
- Le gingembre est une épice particulièrement efficace pour réduire Kapha, stimuler la digestion et éliminer l'ama. Utilisez du gingembre frais dans la cuisine. Pour renforcer la digestion, voici trois préparations à prendre avant chaque repas.
- Râpez un peu de gingembre frais. Ajoutez un jus de citron et un peu de sel. A consommer avant le repas.
- Pelez cinq centimètres de gingembre frais et coupez-le en fines tranches. Mixez-les avec un

quart de verre d'eau pour en faire un jus. Ajoutez du miel et buvez avant les repas.

- Si vous ne disposez pas de gingembre frais, voici une recette de tisane. Versez un verre d'eau dans une casserole. Ajoutez une pincée de gingembre et portez à ébullition. Laissez refroidir légèrement et buvez avant de passer à table.
- Les épices facilitent la digestion et diminuent l'ama. A recommander : le cumin, le curcuma, la cardamome, la cannelle, les clous de girofle, la moutarde et le poivre noir. En réduisant Kapha, ces épices augmentent le métabolisme et transforment les aliments en énergie et non en graisses.
- Se passer de sucre pourra sembler difficile à certains Kapha, mais ils doivent essayer au moins pendant une semaine. Ils en retireront un surplus d'énergie et ils se débarrasseront de leur penchant pour les sucreries. Le miel est le seul édulcorant qui réduit Kapha, mais il ne doit jamais être cuit ou servi chaud car il produirait de l'ama.
- Il faut éviter les fritures car elles aggravent Kapha. Il n'est cependant pas nécessaire d'éliminer tous les corps gras. Les huiles d'amande, de maïs, de tournesol, d'olive sont recommandées.
- Méfiez-vous de la nourriture servie dans les restaurants. Elle est en général trop grasse, trop salée, trop sucrée, les trois saveurs qui augmentent Kapha.

- Faites cuire vos aliments, c'est la règle générale, car ils sont plus faciles à digérer et à assimiler. Cependant, rien ne vous empêche de manger de temps en temps de la salade et des crudités. Laissez-vous guider par vos goûts. Vous pouvez aussi manger des fruits crus.
- Évitez à tout prix les boissons gazeuses, qui dérangent le système digestif, produisent de l'ama et émettent de faux signaux de faim. Au début, les sodas vous manqueront mais au bout de quelques semaines vous vous apercevrez que vous vous en passez très bien. L'eau et les jus de fruits les remplacent parfaitement.
- Évitez dans la mesure du possible les conserves : elles manquent de *Prana*, c'est-à-dire de vie. Les seuls aliments en boîte à consommer sont ceux que la nature a emballés elle-même : les bananes, les oranges, les noix de coco, etc. Ils contiennent l'intelligence de la nature.
- Évitez les stimulants comme la caféine ou l'alcool. Ils ont pour but de lutter contre la fatigue ou le déséquilibre, mais ils ne sont d'aucun bénéfice pour l'organisme. A la longue, ils accentuent les déséquilibres.

DES TISANES POUR MAIGRIR

On pourrait croire que chaque maladie a ses médicaments. Les laboratoires pharmaceutiques lancent chaque jour de nouveaux produits dont ils inondent les médecins et le grand public. Cela n'étonnera donc personne que les rayonnages des pharmacies soient bourrés de pilules pour la ligne. Il est également normal que les personnes qui veulent maigrir leur fassent confiance à un moment donné. C'est excellent pour l'industrie pharmaceutique, mais cela peut être dangereux physiquement et mentalement pour le consommateur.

Je vais être clair : *les pilules pour maigrir ne vous aideront pas à atteindre votre poids idéal.* Ces médicaments sont souvent des diurétiques, qui font perdre du poids à très court terme et dont les effets secondaires sont parfois désastreux. En général, tous ces médicaments sont cause de dépression et d'anxiété.

L'Ayurvéda a une approche toute différente. Les tisanes qu'il recommande ne sont pas des médicaments au sens habituel. Bien que l'Ayurvéda reconnaisse l'efficacité des médicaments prescrits et vendus en pharmacie pour certaines maladies ou en cas de crise, il les désapprouve totalement en cas de surpoids et recommande au contraire les extraits de plantes.

En effet, selon l'Ayurvéda, les plantes sont le lien entre l'individu et son environnement plus large, le monde, et même l'univers. Les plantes sont essentiellement des manifestations de la lumière. Grâce à la photosynthèse, l'énergie solaire se transmet dans les plantes. En consommant des plantes sous forme de tisane, vous accédez à la puissance cosmique de l'univers d'une façon tangible. Vous vous mettez en relation avec la source de toute vie. La médecine occidentale nous enseigne qu'en avalant un comprimé, nous serons automatiquement guéri sans même avoir à y penser. Au contraire, l'Ayurvéda croit que la prise d'une substance médicamenteuse n'est pas un geste anodin et qu'il demande une grande part de conscience de la part de chaque individu.

Alors que l'on classe les médicaments conventionnels selon leur composition chimique ou leur structure moléculaire, l'Ayurvéda décrit les plantes selon leur saveur, leur tempérament chaud ou froid, leurs effets sur la digestion. Le goût est particulièrement important, car il a un effet spécifique sur chacun des doshas. Certaines plantes réchauffent l'organisme, ce qui augmente Pitta et accélère la digestion, alors que d'autres plantes rafraîchissantes calment Pitta mais renforcent Vata et Kapha. Il est évident que si ces plantes jouent un rôle important dans le contrôle du poids, elles ont également une influence bénéfique sur l'esprit. Voici huit plantes que l'on peut trouver dans les magasins spécialisés et qui vous aideront à maigrir.

- L'**haritaki** réduit Vata. Bien que le surpoids soit souvent le résultat d'un déséquilibre de Kapha, le dosha Vata peut aussi engendrer des blocages. En plus du poids, le système digestif souffre alors de constipation et de gaz.
- L'**amalaki** rajeunit les tissus, soulage les irritations du tube digestif et stabilise le taux de sucre dans le sang. En sanskrit, *amalaki* veut dire « mère ». Cette plante est une des plus puissantes de la médecine ayurvédique.
- Le **bibihitaki** permet de chasser les accumulations de Kapha du tube digestif. C'est aussi un laxatif puissant mais sans danger.
- Le **vidanga** est un anti-ama. Il nettoie le système digestif et évite les ballonnements et les brûlures d'estomac. Il est particulièrement efficace lorsqu'un déséquilibre de Pitta, caractérisé par un gros appétit, est à la source de l'obésité.
- Le **katuka** est souvent prescrit contre la fièvre. Mais sa faculté de détruire les toxines en fait un auxiliaire précieux pour lutter contre l'ama.
- Le **brahmi** calme l'esprit et les nerfs. En cas d'échauffement dû à un abus de sucre ou de glucides, il est particulièrement précieux.
- Le **guggul** réduit les graisses et les toxines, mais peut renforcer l'appétit.
- Le **chitrak** réduit l'hyper-sécrétion d'acide et facilite la digestion. Il empêche ainsi l'ama de s'accumuler dans l'organisme.

UN RÉGIME SANS EFFORT

Difficile de suivre tous ces conseils ? Certains le penseront. Mais ils doivent se rendre compte qu'il n'y a rien là que de simple et de naturel. En suivant les principes que j'ai indiqués, non seulement ils maigriront, mais l'ojas leur apportera légèreté du corps, énergie, appétit, digestion, immunité, dynamisme et, par-dessus tout, un bonheur inégalé.

Dès que vous serez sur la bonne voie et que vous aurez enregistré de réels progrès, la suite ne vous demandera aucun effort. Mais si certains aspects de ce programme vous causent une gêne, laissez-les de côté pour le moment et concentrez-vous sur ce qui vous semble facile. Plus tard, vous y reviendrez.

6

DES EXERCICES FACILES

Le corps a été créé pour faire de l'exercice physique : c'est là un besoin naturel. Il suffit de regarder les bébés et les enfants pour se rendre compte qu'ils ne cessent de bouger, de se mouvoir et d'y prendre plaisir. Un plaisir qui ne devrait jamais s'arrêter. Mais si vous ne ressentez pas ce désir, si vous vous êtes habitué à une vie sédentaire, c'est qu'un fossé s'est creusé entre la nature et vous. Il est dû à un déséquilibre qui a transformé votre vitalité naturelle en fatigue et en léthargie.

Il est possible de changer cet état de choses. Dans ce chapitre vous allez apprendre à réveiller votre corps en suivant quelques principes simples de l'Ayurvéda, et vous serez étonné des résultats.

Quel est le but de l'exercice physique ? Cherak, l'un des plus anciens médecins ayurvédiques, répondait : « L'exercice physique vous donne la légèreté du corps, l'ardeur au travail, la solidité, la patience face aux difficultés, la réduction des déchets, une digestion plus efficace et un meilleur métabolisme. » Mais Cherak ajoutait aussitôt une note de modération. Bien que faire de l'exercice soit recommandé à tous, en faire trop est aussi nocif que de s'en abstenir.

En d'autres termes, comme le mieux est l'ennemi du bien, le trop est l'ennemi d'une sage modération. A chacun de choisir le type d'exercice et sa durée. L'excès peut produire de l'hypertension, de l'arthrite et des problèmes cardiaques, au point que l'on a observé que les sportifs professionnels ont une espérance de vie plus courte que la moyenne.

Selon l'Ayurvéda, l'exercice physique doit engendrer énergie, force, vitalité et non le contraire. Si vous vous sentez fatigué ou épuisé au cours d'un exercice, c'est qu'il y a un problème.

UN ORGANISME QUI BRÛLE LES GRAISSES

Il existe un certain nombre de contrevérités dont voici les plus courantes et que je veux rectifier.

• *On peut faire de l'exercice de temps en temps ou pas du tout.* C'est faux : l'inactivité est mauvaise pour la santé. Des études ont montré qu'à l'hôpital, les malades qui se levaient et marchaient un peu dans les couloirs se rétablissaient plus vite que ceux qui restaient étendus sur leur lit toute la journée. Dans la vie courante, tout le monde bouge un peu, mais cela n'apporte rien à l'organisme car ces mouvements sont faits sans but et d'une façon trop sporadique.

La régularité est le mot clé. Elle est plus importante que l'intensité de l'effort. Courir autour d'un pâté de maisons une fois par semaine n'apporte rien à l'organisme. Mais si vous marchez chaque jour et si vous faites de temps en temps de plus longues promenades, votre métabolisme en retirera de nombreux bénéfices et cela aura une influence majeure sur votre poids. Les gens qui raisonnent en terme de calories croient qu'un effort intense les aidera à maigrir car ils brûleront beaucoup de calories en peu de temps. C'est une notion fausse car le plus exténuant des exercices n'aura qu'un effet insignifiant sur le poids. Il vous faudrait courir pendant des heures rien que pour brûler un bon dîner. Perdre du poids ne se résume pas à observer des ratios calories/minute. Il faut reconstituer son métabolisme de façon à ce qu'il « tourne » plus vite, même quand on ne fait pas d'exercice.

• Une autre erreur consiste à *faire des exercices qui ne sont pas adaptés à votre physiologie*. Il semblerait normal à première vue qu'une personne obèse fasse des exercices violents en rapport avec son excès de poids. C'est faux. Une personne obèse doit faire des exercices très doux, *mais pendant longtemps.* Ainsi, son métabolisme commencera à brûler les graisses. Des études ont montré que des efforts intenses mais de courte durée brûlaient les sucres mais qu'il fallait des efforts plus soutenus pour brûler les graisses.

• Une troisième erreur consiste à *en faire trop.* Si vous sollicitez trop votre corps, vous risquez de vous blesser. Mais au-delà des blessures physiques, vous lui imposez un stress qui n'a pas de raison d'être. L'exercice doit être une source de plaisir. Il ne doit jamais devenir une corvée. Souvenez-vous que le corps et l'esprit vont de pair, et que ce qui fait mal à l'un fait aussi souffrir l'autre.

L'AYURVÉDA ET L'EXERCICE PHYSIQUE

Il ne suffit pas de faire de l'exercice pour maigrir comme le pensent beaucoup de gens. Le fait de maigrir ne se résume pas à soustraire ce que l'on brûle de ce que l'on consomme. Ainsi, certains obèses qui suivent un régime très pauvre en calories ne réussissent pas à maigrir. La raison en est simple : moins on mange, plus le métabolisme se ralentit, et plus on prend de kilos.

Quand on commence à faire de l'exercice, on envoie un signal à la mécanique quantique de notre corps pour le prévenir que nous allons être actif, énergique, plein de vie. Nous lui disons que nous allons utiliser nos réserves d'énergie pendant nos activités physiques. Notre corps commence alors à brûler ses graisses, ce qui est le but recherché. En alliant une activité physique correcte à un régime nutritionnel approprié, on arrive à régler son thermostat biologique à un niveau où les graisses sont brûlées plus facilement, et les aliments transformés en énergie vitale. Ce processus peut changer l'existence. La pratique d'une gymnastique régulière transforme la vie de bien des gens : non seulement ils perdent du poids, mais ils se sentent mieux physiquement et moralement.

Selon l'Ayurvéda, tout ceci se résume à comprendre les doshas et à communiquer avec eux, et particulièrement avec le dosha Kapha, qui est responsable du surpoids. L'exercice, qui est un mouvement, a la propriété de réduire Kapha. Mais les exercices doivent être exécutés à bon escient pour éviter d'augmenter Vata ou de le déranger en créant un stress. Ces exercices adéquats que nous appelons *intégration neuromusculaire*, équilibrent les trois doshas en même temps. Ils découlent de la tradition du yoga et facilitent la communication entre le corps et l'esprit.

Au risque de me répéter, je vous rappelle que les exercices n'ont pas à être fatigants pour être efficaces ; et s'ils sont exténuants, ils ne vont pas dans le but recherché. Surtout, oubliez tout esprit de compétition.

Voici quelques conseils qui s'appliquent à tous les types de corps :

• *En général, n'utilisez que cinquante pour cent de votre potentiel.* Si vous pouvez parcourir cinquante kilomètres à vélo, n'en faites que vingt-cinq. Pour évaluer votre potentiel, sachez que c'est le total de l'énergie dont vous disposez à un moment donné. Le but d'un exercice est de vous donner de l'énergie, non pas de vous « pomper ». Arrêtez-vous donc lorsque vous avez dépensé cinquante pour cent de vos forces et que vous vous sentez encore plein d'énergie. Peu à peu, votre potentiel augmentera et le seuil des cinquante pour cent sera repoussé.

• *L'Ayurvéda vous recommande de faire vos exercices quotidiennement.* A l'inverse de bien des méthodes pour maigrir qui vous demandent de tels efforts que vous devez récupérer un jour sur deux, l'Ayurvéda désire que vous fassiez vos exercices dans la joie, sans vous fatiguer, et donc chaque jour.

• *L'état de votre souffle, votre transpiration sont de précieux indicateurs.* Si vous avez le souffle court, si vous transpirez abondamment, vous vous fatiguez trop. Vous devez pouvoir exécuter tous vos exercices en respirant par le nez. Si vous respirez par la bouche, vous avez dépassé vos limites. Votre respiration doit toujours être lente et profonde.

Voici deux exercices respiratoires de l'Ayurvéda, le *bhastrika pranayama* et le *kapalabhati*. Le premier fait fonctionner les muscles abdominaux à la manière d'un soufflet d'où son nom en sanskrit (*bhastrika* signifie « soufflet »). La respiration se faisant uniquement par le nez, assurez-vous que vous n'avez pas de rhume ni les sinus bouchés. Commencez par vous asseoir par terre ou sur une chaise, le dos bien droit. Levez les bras, les coudes pliés de façon à ce que vos poings soient à la hauteur de vos épaules. Dans cette position, respirez et exhalez une fois profondément. Lors de la respiration suivante, levez les bras jusqu'en haut, puis ouvrez les poings et allongez vos doigts. Exhalez l'air en retrouvant votre position de départ. Vos paumes doivent être dirigées face à vous pendant tout l'exercice. Faites trois séries de quinze respirations.

Le kapalabhati peut remplacer efficacement une séance de jogging sans demander autant d'effort. Il fortifie les poumons et le système cardiovasculaire. Mais son principal intérêt est de nettoyer le métabolisme de ses impuretés. C'est là un point important pour tous ceux qui veulent maigrir, et dont le métabolisme ne fonctionne pas parfaitement.

Cet exercice consiste en une série de courtes mais puissantes expirations suivies d'une inhalation passive. Pour commencer, asseyez-vous par terre ou sur une chaise, le dos droit. Redressez les épaules. Relâchez bien vos muscles abdominaux.

Respirez calmement par le nez deux ou trois fois de suite. Puis, respirez à nouveau mais au moment d'exhaler, contractez fortement vos muscles abdominaux ce qui chassera l'air par vos narines. Cette expiration doit être rapide et puissante. Relâchez vos muscles abdominaux et respirez normalement.

Lors des premières séances, essayez d'expirer chaque seconde. Peu à peu, accélérez ce rythme mais sans aller jusqu'à le doubler. L'important n'est pas la rapidité d'exécution mais de bien relâcher vos muscles.

Tout en faisant ces exercices, vous pouvez aussi réciter un mantra qui vous aidera à parvenir au stade de « l'attention reposée », une forme de méditation. Tout en vous concentrant sur votre respiration, répétez silencieusement la syllabe *so* en inspirant et la syllabe *hum* en expirant.

Les périodes Kapha, de 6 heures à 10 heures du matin et de 18 heures à 22 heures, sont les plus propices pour faire vos exercices car votre organisme est alors au mieux de sa forme. Les meilleurs exercices pour perdre du poids répondent à deux critères : ils demandent un effort continu et ils font travailler non seulement les bras mais aussi tout le bas du corps. L'aérobic est un bon exemple.

EXERCEZ VOS DOSHAS

Voici maintenant des recommandations particulières à observer selon votre type de corps.

Les types Kapha, par exemple, ont besoin de faire un maximum d'exercice, les Vata presque pas et les Pitta se situent entre les deux. Si vous êtes du type à deux doshas, laissez-vous guider par vos caractéristiques physiques dominantes. Si vous êtes carré, musclé, athlétique et que Kapha est votre dosha dominant, classez-vous parmi les Kapha. Sinon mettez-vous avec les Vata qui ont moins besoin d'exercice.

Le yoga, les courtes marches, le vélo sont les meilleurs exercices pour les Vata. Mais qu'ils fassent attention à modérer leurs efforts pour ne pas déséquilibrer Vata. Les Pitta, qui sont plus vigoureux, pourront faire du ski, de la marche ou de la course à pied, de l'escalade et de la natation. La course, l'haltérophilie, l'aviron, l'aérobic seront réservés aux Kapha.

Bien sûr, cette liste n'est pas exhaustive. L'important est d'aimer ce que vous faites. Sinon, votre organisme risque d'émettre des toxines qui peuvent être dangereuses pour le système immunitaire. De plus si vous faites un sport à contrecœur, votre corps opposera une résistance et peut se blesser. En revanche, si vous aimez un sport ou un exercice, votre organisme s'épanouira.

Si aucun exercice ne vous plaît, il est possible qu'un déséquilibre de Kapha en soit la cause.

Heureusement, au fur et à mesure que Kapha retrouvera son équilibre, vous commencerez à apprécier un certain nombre d'exercices.

La marche est le meilleur des exercices quel que soit votre type de corps. Les Kapha choisiront un pas plus soutenu que les Vata qui préféreront une démarche plus lente. Essayez de marcher chaque jour trente minutes le matin et trente minutes le soir. Vous serez transformé au bout de quelques jours.

L'Ayurvéda s'est inspiré de la tradition du yoga pour recommander des exercices qui agissent sur les systèmes neuromusculaire et neurorespiratoire. Ainsi, ces exercices n'agissent pas seulement sur les muscles, le système cardio-vasculaire et le métabolisme, mais ils intègrent corps et esprit pour créer une santé parfaite. Consacrez-leur un quart d'heure par jour après votre marche quotidienne.

LE SALUT AU SOLEIL

Le Salut au Soleil comprend une série de douze flexions et extensions qui intègrent l'esprit, le corps et la respiration. Il lubrifie les articulations, assouplit la colonne vertébrale et renforce les muscles. Il apporte équilibre, stabilité, souplesse, flexibilité.

Conseils généraux pour exécuter le Salut au Soleil

1. Attendez trois heures après le repas pour exécuter le Salut au Soleil ou faites-le une demi-heure avant de passer à table. Si vous avez l'habitude de faire d'autres mouvements de yoga, commencez par le Salut au Soleil.

2. Vous trouverez dans les pages suivantes la description d'un cycle complet du Salut au Soleil, soit douze positions. Au début, contentez-vous du nombre de cycles que vous voulez sans toutefois dépasser la douzaine. Ne vous forcez pas. Si vous avez du mal à respirer ou si vous vous mettez à transpirer, allongez-vous et reposez-vous pendant une ou deux minutes.

3. Tenez chaque position pendant cinq secondes, à l'exception de la position 6, qui ne dure qu'une seconde.

4. Veillez à respirer comme indiqué pour chaque position. Vous devrez inspirer lorsque vous êtes en extension et expirer lors des flexions.

5. La position du Cheval se retrouve deux fois. Alternez le genou qui va à terre à chaque cycle afin de conserver un parfait équilibre dans les mouvements.

6. Ne vous pressez pas. Plus le rythme est lent, meilleur sera le résultat. Chaque cycle dure de une à deux minutes.

7. Après en avoir terminé avec tous les cycles, étendez-vous sur le dos, ramenez vos bras le long du corps, les paumes tournées vers le plafond et restez ainsi pendant deux minutes. Pensez à votre corps.

8. Ne forcez pas au risque de vous faire mal. Les dessins vous montrent la position idéale, mais n'allez pas au-delà de vos possibilités. Petit à petit, une plus grande souplesse viendra. Vous ne devez jamais ressentir la moindre douleur ou la moindre gêne. Si c'est le cas, passez à la position suivante. Si vous avez des problèmes de dos, consultez votre médecin avant de commencer ces exercices.

Comment exécuter un cycle complet de Salut au Soleil

1. LE SALUT

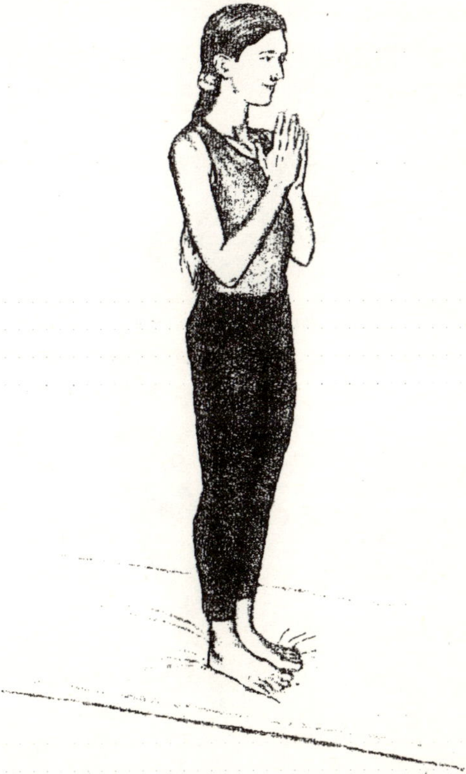

Placez les pieds parallèles, le poids distribué également. Joignez les mains, paume contre paume, à la hauteur de la poitrine. Respirez légèrement pendant cinq secondes.

2. LES BRAS LEVÉS

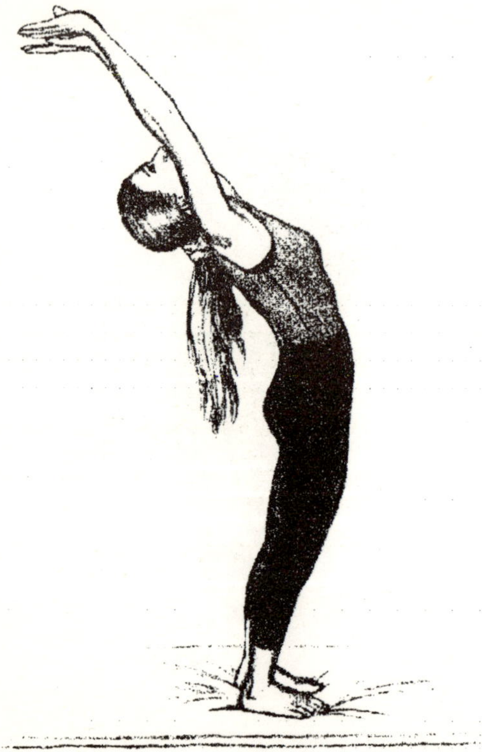

Tout en inspirant, levez les bras au-dessus de la tête et allongez la colonne vertébrale le plus possible.

3. LES MAINS AU SOL

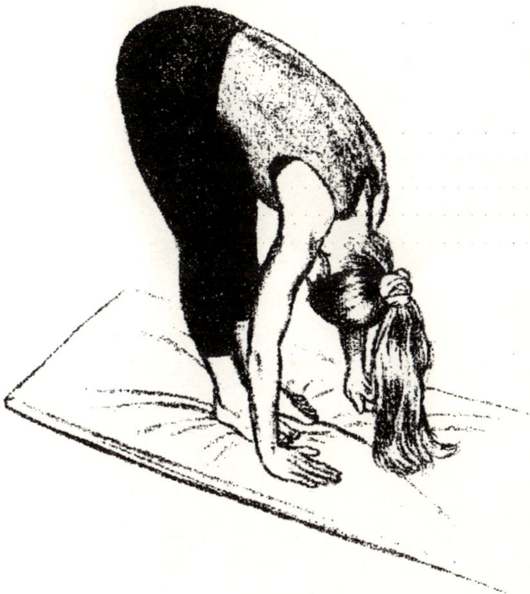

Tout en expirant, penchez-vous en avant le plus possible. Fléchissez les genoux si vous le souhaitez.

4. LE CHEVAL

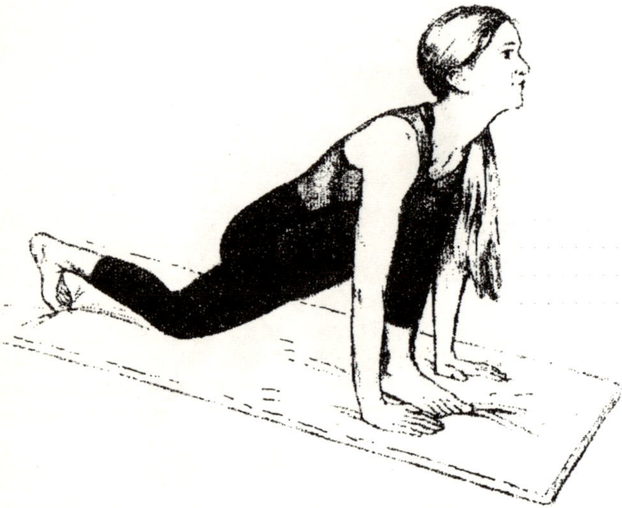

Tout en inspirant, allongez la jambe gauche vers l'arrière, le genou au sol. Fléchissez la jambe droite et laissez le pied droit à plat sur le sol. Allongez la tête et le cou.

5. LA MONTAGNE

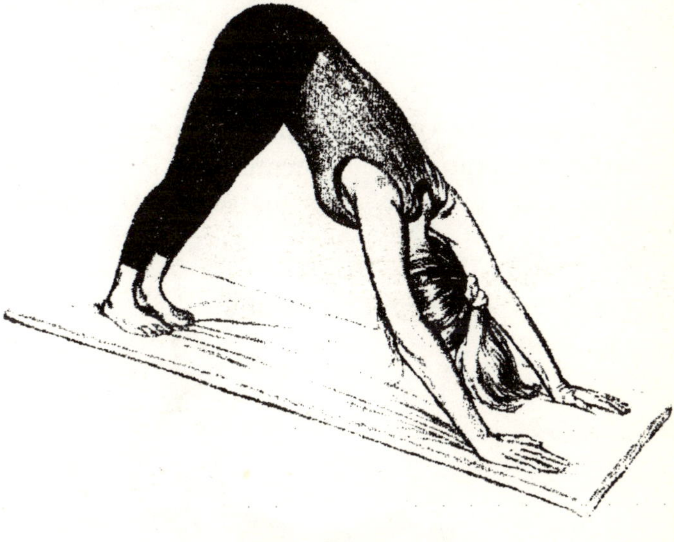

Tout en expirant, reculez la jambe droite jusqu'à la jambe gauche en poussant sur les fesses. Le corps prend la forme d'un V inversé.

6. LES HUIT MEMBRES

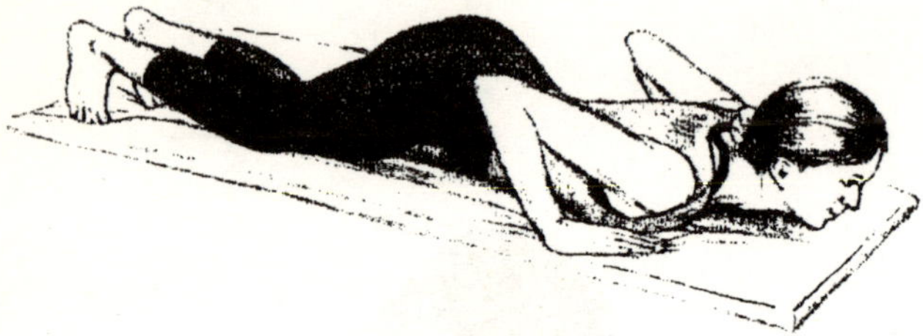

Agenouillez-vous doucement puis posez brièvement la poitrine et le menton sur le sol. Restez ainsi une seconde puis passez à la position suivante.

7. LE COBRA

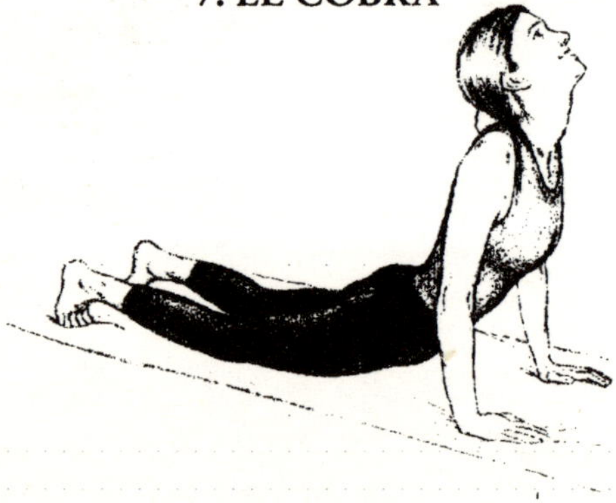

Tout en inspirant, relevez le torse vers l'avant et appuyez-vous sur vos mains. Gardez les coudes près du corps. Que ce soit la colonne vertébrale qui soulève la tête dans un mouvement d'extension.

8. LA MONTAGNE

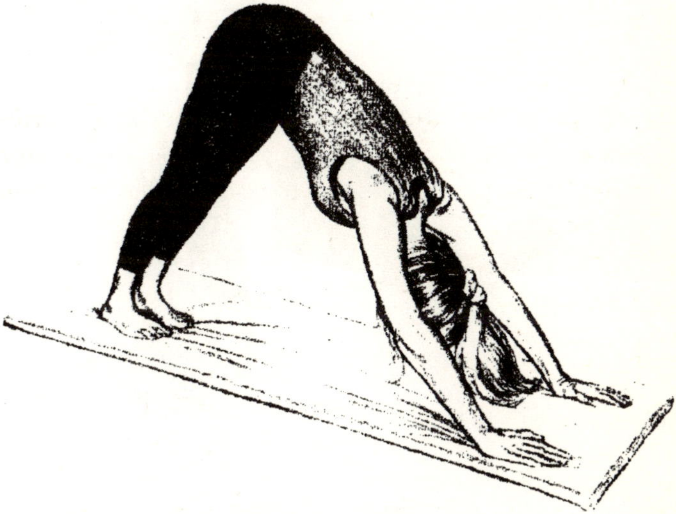

En soufflant, levez les fesses et les hanches pour retrouver la position n° 5.

9. LE CHEVAL

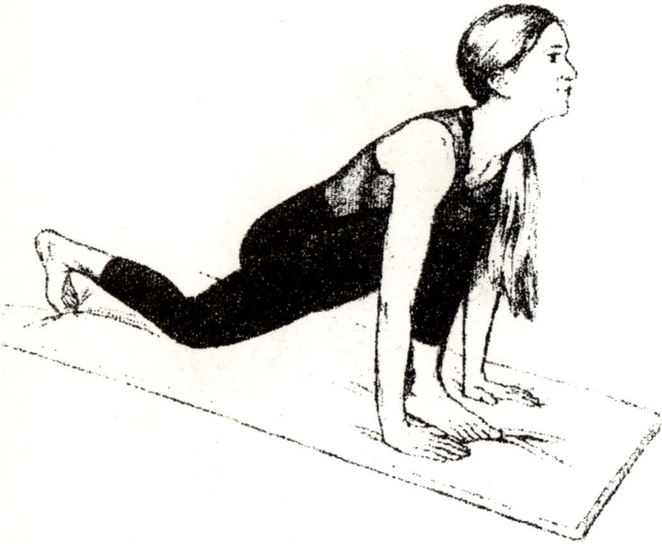

En inspirant, amenez la jambe droite vers l'avant, entre les mains, comme pour la position n° 4. Étendez la jambe gauche vers l'arrière, le genou en contact avec le sol. Fléchissez le genou droit et posez le pied droit à plat sur le sol.

10. LES MAINS AU SOL

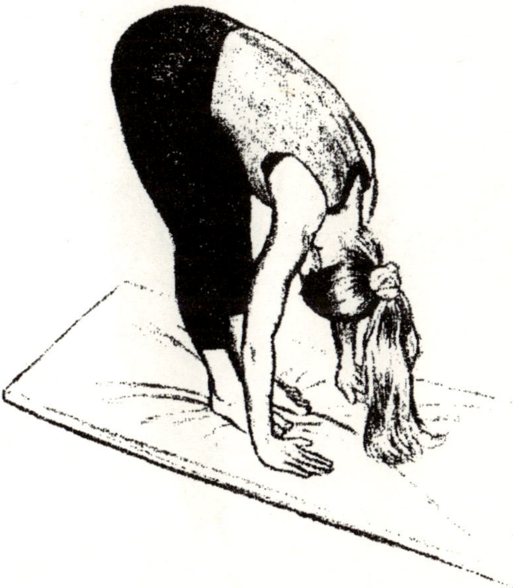

Répétez la position n° 3. En soufflant, penchez-vous en avant et fléchissez les genoux si vous le voulez.

11. LES BRAS LEVÉS

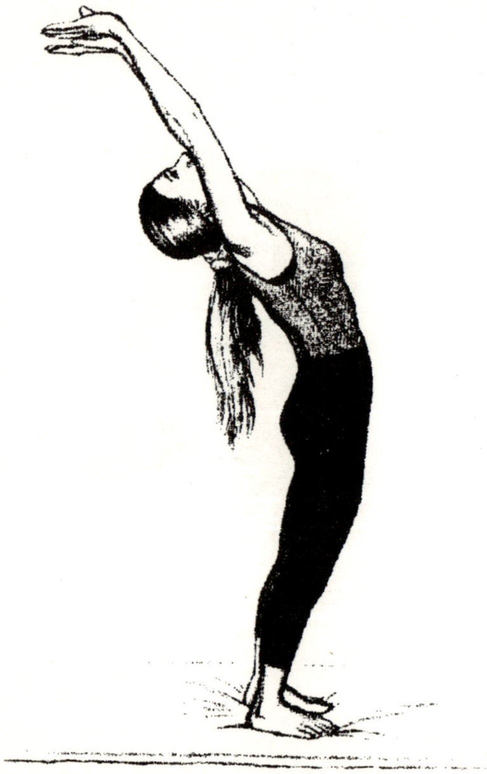

Répétez la position n° 2. Tout en inspirant, levez les bras au-dessus de la tête et allongez la colonne vertébrale le plus possible.

12. LE SALUT

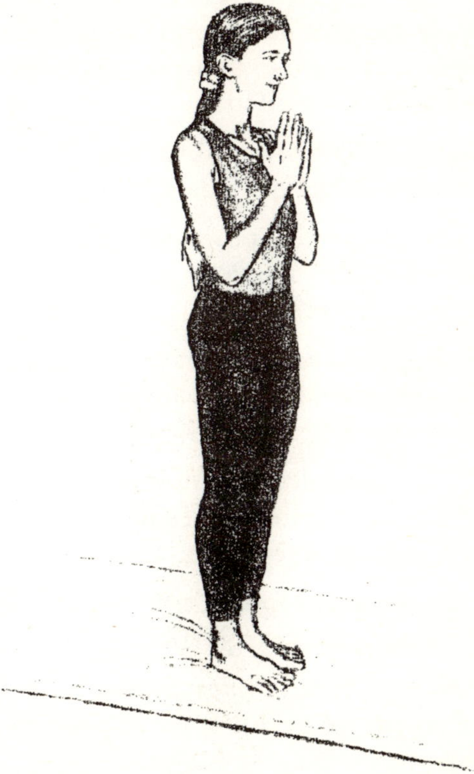

Répétez la position n° 1, terminant le Salut au Soleil comme vous l'avez commencé. Joignez les mains, paume contre paume, à la hauteur de la poitrine. Respirez légèrement pendant cinq secondes. Puis, commencez un nouveau cycle en allant directement à la position n° 2.

LE PRANAYAMA

Ce simple exercice neurorespiratoire a pour but d'équilibrer tout votre organisme. Cet exercice est à effectuer avant la méditation.

1. Asseyez-vous confortablement, la colonne vertébrale aussi droite que possible.

2. Fermez les yeux et posez la main gauche sur les genoux ou les cuisses. Pour cet exercice, utilisez le pouce, le majeur et l'annulaire de la main droite.

3. Avec le pouce droit, fermez la narine droite. Expirez par la narine gauche. Inspirez légèrement par la narine gauche.

4. Utilisez l'annulaire et le médium pour fermer la narine gauche. Expirez doucement par la narine droite puis inspirez légèrement.

5. Continuez ainsi pendant cinq minutes. Respirez normalement, sans exagération.

6. Quand vous avez fini, restez assis les yeux fermés pendant encore quelques minutes en respirant normalement.

TABLEAU HEBDOMADAIRE DES EXERCICES PHYSIQUES AYURVÉDIQUES

	Exercice	Durée	Sensations...		
			avant	pendant	après
Lundi					
Mardi					
Mercredi					
Jeudi					
Vendredi					
Samedi					
Dimanche					

BILAN DE LA SEMAINE

Les changements physiques ou spirituels que j'ai constatés depuis que je fais ces exercices :

7

La fin des fringales

En général, les personnes qui veulent maigrir ignorent comment vaincre leurs fringales, dues soit à un mauvais régime alimentaire, soit à diverses formes d'angoisse.

Si l'on ne mange pas d'une façon correcte, on sort de table en ayant faim. Quelle que soit la quantité de nourriture absorbée, on cherche dans le réfrigérateur en pensant : « J'ai encore faim, j'ai encore envie de manger quelque chose. » De même, quand on est tendu, malheureux, stressé, on cherche dans la nourriture une compensation. Or, comme la prise de nourriture engendre de l'endorphine, un « calmant » naturel produit dans le cerveau, la nourriture devient synonyme de réconfort.

Si l'Ayurvéda apporte des solutions à ce problème, j'avoue que leur mise en œuvre n'est pas aisée et qu'il faut du temps pour changer d'habitudes. Je vous demande donc d'être patient et d'accepter des rechutes. Suivez mes conseils et bientôt vous serez en paix avec vous-même.

L'IMPORTANCE DES SAVEURS

Pour l'Ayurvéda, un régime n'est équilibré que s'il tient compte des saveurs et des arômes en plus des protéines, des glucides et des lipides. Quand les papilles sont en contact avec un aliment, elles envoient de nombreuses informations aux doshas. Ces informations sont si précieuses que l'Ayurvéda a classé les aliments en six saveurs : le sucré, l'aigre, l'amer, le salé, le piquant et l'astringent. En voici quelques exemples :

Sucré	Sucre, miel, riz, pâtes, lait, crème, beurre
Aigre	Citron, fromage, yaourt, prunes, vinaigre
Salé	Toute nourriture salée
Piquant	Poivre de Cayenne, piments, gingembre, épices fortes
Amer	Les salades comme l'endive, l'épinard, la romaine
Astringent	Haricots, lentilles, grenades, pommes, poires

LES CLEFS DU PLAISIR DE MANGER

On peut détecter le sucre même dilué 200 fois, le sel, s'il est dilué 400 fois, l'amer, même dilué un million de fois. La nature a ainsi affiné notre goût pour permettre à la nourriture de parler de nos besoins à nos doshas. Notez cependant que des études ont montré que les personnes qui mangeaient beaucoup perdaient le sens du goût.

Le goût influence le métabolisme. En fait, il peut être modifié de vingt-cinq pour cent par les épices. Il est essentiel de manger chaque jour des plats qui réunissent ces six saveurs afin de lutter contre ces fringales qui sont responsables du surpoids.

Mais tous les excès sont néfastes. Le sucré peut être à l'origine de nombreux déséquilibres des doshas. L'aigre, qui apporte la bonne humeur, peut également, en trop grande quantité, amener des idées noires.

PROFITEZ DES SAVEURS DIVERSES

L'idéal est de goûter des six saveurs chaque jour. Si vous avez l'impression que vos papilles ne sont pas totalement réceptives, prenez chaque matin une cuillerée d'huile chaude de sésame et gardez-la quelques minutes en bouche. Rincez-vous à l'eau chaude.

Le sucré est la saveur la plus recherchée. Il calme les nerfs et augmente Kapha. Si vous avez des envies de sucré, faites attention à bien équilibrer votre régime alimentaire : il doit inclure les six saveurs et les aliments doivent être frais, nourrissants, et équilibrés. Pour vous faire passer l'envie de sucre, l'Ayurvéda recommande le lait. Le lait est sucré par lui-même, et c'est aussi un excellent calmant. Buvez chaque jour une tasse de lait chaud, à votre petit déjeuner, par exemple.

Le miel peut également vous aider si vous avez envie de sucré. Le miel est le seul édulcorant qui possède la faculté de réduire Kapha. Prenez une citronnade au miel, chaque jour. Cette boisson a l'avantage de dissoudre l'ama. Je vous la recommande au petit déjeuner. Vous pouvez également prendre une petite cuillerée de miel trois ou quatre fois par jour, pendant une courte période.

N'oubliez pas que l'Ayurvéda attache une grande importance aux tisanes. Les plantes, comme d'ailleurs tous les aliments, agissent sur l'organisme en lui apportant l'intelligence de la nature. Elles influencent d'une façon spécifique Vata, Pitta et Kapha.

LA MÉDITATION PAR LA RESPIRATION

La méditation est une des techniques les plus efficaces pour lutter contre les envies irrépressibles de nourriture. J'avoue qu'une bonne dose de concentration est nécessaire mais vous verrez que vos efforts seront pleinement récompensés. La paix intérieure qui en découle peut être la clef d'une alimentation équilibrée et d'une existence plus paisible.

Nos pensées sont, en général, routinières. Cette activité mentale statique contrôle pourtant notre alimentation et la plupart de nos actes. Mais grâce à la méditation, vous pouvez puiser dans le silence régénérateur qui existe dans notre organisme quand il est détendu.

La méditation que je vous propose n'est à exécuter que lorsque vous êtes seul, dans un lieu tranquille. Quand vous êtes prêt à commencer, asseyez-vous calmement, posez vos mains sur vos genoux. Fermez les yeux. Respirez légèrement et pensez à votre respiration. Sentez l'air descendre dans vos poumons. Inutile de respirer profondément ou de retenir votre souffle, respirez normalement. Lorsque vous expirez, pensez à l'air qui sort de vos poumons et passe par vos narines.

Continuez à respirer légèrement et à penser à l'air qui va et qui vient. Faites ceci pendant cinq minutes en gardant les yeux fermés et en pensant à votre respiration.

Vous atteindrez ainsi un niveau de relaxation qui enrichira toute votre vie. Vos envies irrépressibles s'éloigneront.

CONTRÔLER VOS ENVIES

Pour conclure ce chapitre, je voudrais vous proposer une méthode pour lutter contre les besoins compulsifs de nourriture. Elle vous sera utile en attendant d'avoir équilibré vos doshas.

Chaque fois que vous êtes sur le point de succomber à la tentation, posez-vous la question : « Ai-je vraiment envie de manger ou est-ce seulement pour me consoler ? » Souvenez-vous que ni votre corps ni votre esprit ne profitent de la nourriture que vous mangez quand vous n'avez pas faim. Au contraire. L'organisme produit de l'ama et des graisses, ce qui ne fait qu'augmenter vos troubles émotionnels.

Grignoter sans arrêt des biscuits, des friandises, du chocolat est la preuve que votre régime alimentaire n'est pas correct. Relisez le chapitre 5 qui vous indiquera comment supprimer cette sensation de manque grâce à un régime équilibré. Souvenez-vous également que le déjeuner doit être votre principal repas et qu'il doit inclure les six saveurs.

Il est également important d'équilibrer vos rythmes biologiques tout le long de la journée. Et d'être conscient de votre niveau d'appétit. Si l'envie vous prend de grignoter, posez une main sur votre estomac et demandez-vous : « Où en est mon niveau d'appétit ? » Fermez éventuellement les yeux pour mieux vous concentrer. Il est tout à fait possible que vous n'ayez pas envie de manger, mais que vous soyez simplement perturbé.

Si vous fermez les yeux en vous asseyant au calme pendant vingt ou trente secondes, vous prendrez conscience d'une sensation qui peut se trouver dans la région du cœur, de l'estomac, ou dans une autre partie de l'organisme. Concentrez-vous pendant quelques secondes sur cette sensation. Elle s'évanouira au bout d'une ou deux minutes. Rouvrez les yeux : soit votre envie de nourriture aura disparu, soit vous aurez réellement faim, et alors, mangez.

Les techniques ayurvédiques que je vous ai enseignées ont pour but de vous faire découvrir la manière dont votre corps interne détient la solution à tous vos problèmes de santé. Il sait comment se guérir, c'est inscrit en lui. Il connaît son poids idéal, son point d'équilibre parfait.

Il y a quelques années, une de mes patientes pesait vingt-cinq kilos de trop, malgré tous les régimes qu'elle avait entrepris. Parfois, elle perdait un peu de poids, mais elle le regagnait vite. Bref, elle en était arrivée à un stade où elle ne savait plus quoi faire ni qui croire.

J'ai commencé par ne lui demander qu'une seule chose : pendant cinq jours, elle devait avoir constamment avec elle une bouteille Thermos remplie d'eau chaude parfumée au gingembre dont elle boirait quelques gorgées chaque heure. Je savais que cette boisson nettoierait son organisme. Boire sans cesse obligerait ma patiente à penser à son corps. Après un ou deux jours, elle s'est aperçue qu'elle commençait à éliminer les toxines (sa langue devenait blanche). Un peu plus tard, ses envies compulsives ont disparu.

Je lui ai ensuite demandé de noter sur un carnet son niveau d'appétit avant et après chaque repas. L'obliger à écrire noir sur blanc son niveau d'appétit l'empêchait de trop manger et lui faisait prendre conscience du contrôle qu'elle pouvait exercer sur ses habitudes alimentaires. Manger devenait un choix et non une obligation. Jamais je ne lui ai parlé de calories ou de graisses. C'était inutile. Peu à peu elle a troqué ses mauvaises habitudes pour une alimentation plus saine et plus équilibrée et elle a commencé à maigrir.

Nous sommes passés alors à la méditation par la respiration et je lui ai demandé d'inclure les six saveurs dans ses repas et de boire les tisanes décrites au chapitre 5 pour calmer Kapha. Elle se sentit beaucoup mieux et elle a décidé d'elle-même de faire de l'exercice.

Le résultat final ? Ma patiente a perdu les kilos qu'elle désirait, son existence s'est modifiée grâce aux conseils que vous venez de lire.

Rien ne vous empêche d'en faire autant. Commencez donc dès aujourd'hui.

CONCLUSION :
L'ÉNERGIE
DU CORPS

Le corps humain est si complexe et si unique qu'il en est incomparable. Mais pour mieux comprendre la façon dont l'organisme acquiert et utilise l'énergie, disons que le corps fonctionne à l'image d'une batterie. Comme elle, l'organisme reçoit l'énergie d'une source extérieure. Cette énergie est ensuite stockée sous forme de graisse et de muscle afin d'être utilisée à la demande. Remplir une grille de mots croisés, courir après un bus, enfoncer un clou, boire un verre d'eau demandent de l'énergie. Cependant, à chaque instant, une partie de l'énergie emmagasinée dans le corps est utilisée à seule fin de le faire fonctionner. La médecine occidentale appelle cela le métabolisme basal. Plus précisément, le métabolisme est mesuré en calories brûlées par l'organisme lorsqu'il est au repos pour accomplir un certain nombre de fonctions vitales : respirer, digérer, faire circuler le sang, etc.

A ce point, on peut oublier la batterie électrique : elle n'a pas besoin d'énergie pour demeurer une batterie, alors que le métabolisme du corps exige de l'énergie pour que celui-ci puisse continuer à vivre. Selon l'Ayurvéda, il ne s'agit pas d'une simple suite de processus physiques et chimiques. La conscience et la prise de conscience sont d'importants facteurs qui déterminent la manière dont l'organisme dépense l'énergie, et comment il l'obtient. Pour l'Ayurvéda, la conscience et la prise de conscience font partie de l'énergie.

Lorsque vous branchez une batterie sur le secteur pour la recharger, la source d'énergie est évidente. L'électricité provient des fils du circuit. De même, si vous avez récupéré vos forces après vous être nourri, les choses sont simples. Mais là s'arrête l'analogie avec la batterie. En effet, une batterie ne peut se recharger toute seule alors que les animaux, et même certaines personnes, peuvent vivre en mangeant très peu ou même pas du tout. Un caméléon couché sur un rocher absorbe la chaleur et la lumière du soleil ce qui lui suffit s'il ne trouve pas de nourriture. Et l'on connaît des prêtres ou des moines qui ont vécu des mois ou des années sans véritable nourriture, au sens où nous l'entendons.

Selon l'Ayurvéda, il n'existe qu'une seule source d'énergie, qu'elle se manifeste dans la nourriture, la lumière ou l'eau des océans. Cette source unique s'appelle Prana, la force vitale qui est présente non seulement dans les corps physiques mais également dans la pensée et dans les sentiments. Jusqu'à maintenant, la science occidentale n'a accordé aucun crédit à cette force fondamentale, alors qu'elle est à la base de la médecine chinoise.

Il est plus facile de reconnaître les effets de Prana que d'en donner une définition précise, mais il ne peut être quantifié en termes de calories ou de voltage. Vous pouvez cependant prendre conscience de la réalité de Prana lorsque vous vous sentez vraiment en vie, quand vous avez l'esprit clair et que votre corps est sain. Pour l'Ayurvéda, Prana est à la base d'une bonne nutrition et d'un métabolisme sain et de bien d'autres choses encore. Mais la nourriture ne devrait pas être la seule façon d'acquérir Prana. Ce principe a d'importantes conséquences sur le contrôle du poids : si l'on peut vivre pleinement en multipliant les sources d'énergie et en ne dépendant pas uniquement de la nourriture, alors l'envie de manger diminue.

La respiration équilibrée est une notion qui n'a pas d'écho en Occident, alors que l'Ayurvéda considère que respirer est la fonction primordiale de l'organisme. C'est la source principale de Prana, et la façon dont une personne respire influence les autres fonctions vitales et par conséquent les autres sources de Prana. Les pensées et les sentiments sont directement liés au rythme respiratoire, au rythme cardiaque et à la production d'hormones.

De plus, respirer profondément brûle beaucoup plus de calories, ce qui devrait intéresser les personnes qui veulent maigrir. Et pourtant, on néglige en général la respiration.

Il faut se souvenir que Prana n'est pas une substance physique ou tangible que l'on peut tenir dans sa main ou observer au microscope. Et pourtant, Prana est dans tout, et dans tout l'univers. Il est également présent dans l'esprit et la pensée.

« L'homme ne vit pas seulement de pain », a dit le Christ. C'est une façon d'affirmer que la nutrition a une dimension spirituelle qui doit être reconnue. Pour être en parfaite santé, le corps a besoin de la force vive de Prana au même titre qu'il lui faut des protéines et des sucres.

Quelles conséquences en tirer pour la vie quotidienne, surtout lorsqu'on veut maigrir ? Je veux insister d'abord sur le principe que j'ai déjà exposé : les qualités organiques de la nourriture sont inséparables des conditions dans lesquelles vous mangez. Se nourrir devrait être un acte spirituel, même si les temps modernes ne s'y prêtent guère.

En fait, ce n'est pas si compliqué. Pour activer Prana, il vous suffit de regarder votre nourriture attentivement, de respirer ses odeurs, de goûter ses saveurs. De plus, le fait d'être conscient de ce que vous mangez accélère le métabolisme et permet même d'en retirer un surplus d'énergie.

Pour terminer, voici d'autres sources de Prana et quelques conseils pour en retirer le maximum de profit :

• *Constatez l'importance de l'air qui vous entoure.* J'ai déjà attiré votre attention sur l'importance de la respiration. Mais la qualité de l'air que vous respirez ne doit pas être négligée. Songez à vos poumons et à la différence de l'air des forêts et de celui d'une ville polluée. En pleine forêt, on respire automatiquement plus lentement et plus profondément, alors que dans un embouteillage on a tendance à accélérer sa respiration sans même s'en rendre compte, par instinct de préservation.

• Pour que Prana s'épanouisse, essayez, dans la mesure du possible, de *garder le contact avec les plantes et la végétation.* Même les citadins peuvent y arriver. Des plantes peuvent transformer l'atmosphère d'une maison ou d'un bureau et les grandes villes ont des jardins botaniques où vous pouvez vous rendre régulièrement. Le bénéfice de chaque visite se fera sentir pendant longtemps.

• *Gardez le contact avec la terre.* Je veux dire : littéralement. Vous devez faire un effort pour sentir, chaque jour, la terre sous vos pas. Pendant des temps immémoriaux, l'homme a foulé la terre de ses pieds nus. Aujourd'hui, dans notre civilisation de béton et d'acier, c'est à peu près impossible. Je vous demande cependant d'essayer. Foulez la terre de vos pieds nus, si vous en avez l'occasion, ou du moins touchez-la du bout des doigts. Sachez que Prana est présent dans la terre que vous touchez et concentrez-vous sur cette pensée.

- *Sentez la chaleur du soleil.* Le soleil est la source de toute vie, une vérité que chacun peut reconnaître. Les peuples anciens ont célébré la lumière et la chaleur des rayons du soleil et ont fait du soleil leur dieu. En sentant la chaleur du soleil sur votre peau, vous vous mettez en contact direct avec la source la plus puissante de Prana.

- *Contemplez la mer ou un grand lac.* Si cela vous est possible, laissez-vous submerger par l'eau ou au moins trempez vos mains et vos pieds. Si la seule relation que vous ayez avec l'eau est un bain ou une douche, vous êtes très loin de ce que la mer peut vous apporter. Cette différence, c'est Prana. La même différence existe entre la nourriture sous cellophane et un fruit fraîchement cueilli, entre l'air climatisé et l'air des montagnes. C'est la différence que vous reconnaîtrez chaque jour davantage lorsque vous prendrez contact avec les sources de Prana, sources que les peuples adoraient et que l'on méprise aujourd'hui.

Un mot encore. Toutes les sources de Prana sont essentiellement une. La vapeur qui s'élève des océans pour former la pluie, la pluie qui tombe sur la Terre et humidifie le sol, le soleil qui fait pousser les récoltes, tout est un. En vous mettant en contact direct avec les éléments de cette entité, vous augmenterez la présence de la vie dans tout votre être. Vous renforcerez Prana dans votre corps et vous glorifierez l'amour dans votre âme.

Lexique

Abhyanga : massage matinal quotidien à base d'huile de sésame. Il apaise le système nerveux et le système endocrinien, rajeunit la peau, tonifie les muscles, élimine les impuretés et retarde le vieillissement. C'est une excellente méthode pour commencer la journée d'une façon détendue, physiquement et mentalement.

Agni : l'Ayurvéda appelle agni (en sanskrit, « feu ») le moyen par lequel l'énergie est libérée dans le corps. Agni, le « feu digestif », décompose la nourriture que nous mangeons et permet au système de l'assimiler.

Ama : terme sanskrit désignant les résidus alimentaires impurs résultant d'une digestion incomplète. Dans l'Ayurvéda, l'ama est le principal responsable de la fatigue chronique. C'est lui qui empêche la circulation normale de l'énergie biologique en bloquant les enzymes et les substances métaboliques du corps.

Au réveil, la substance blanche qui, parfois, recouvre la langue, est de l'ama.

Bhastrika pranayama : exercice respiratoire qui fait fonctionner les muscles abdominaux à la manière d'un soufflet (*bhastrika* signifie « soufflet » en sanskrit).

Doshas : l'Ayurvéda regroupe les tendances psychophysiologiques de l'individu en types physiques appelés *doshas*. Il existe trois doshas fondamentaux : *Vata, Pitta, Kapha*.

Garshan : massage ayurvédique à sec, qui stimule la circulation du sang dans tout l'organisme, élimine les impuretés et facilite la perte de poids. Il accélère la digestion, le métabolisme et la réduction de la cellulite. Le massage garshan est plus efficace si vous utilisez des gants de soie brute ou une éponge naturelle.

Kapalabhati : exercice respiratoire consistant en une série de courtes et puissantes expirations, suivies d'une inhalation passive. Le kapalabhati peut remplacer une séance de jogging sans demander autant d'effort. Il fortifie les poumons et le système cardio-vasculaire, et nettoie le métabolisme de ses impuretés.

Kapha : dosha régissant la structure et l'équilibre des fluides circulant dans l'organisme. Ses caractéristiques sont : lourdeur, lenteur, froideur, solidité.

Pitta : dosha régissant la chaleur et le métabolisme. Ses caractéristiques sont : chaleur, légèreté, acidité.

Prakriti : « Nature » en sanskrit. Dans la médecine ayurvédique, votre type physique n'est autre que votre propre nature ; Prakriti met en évidence les tendances naturelles de votre organisme.

Prana : « souffle vital » en sanskrit. Pour l'Ayurvéda, la relation entre respiration et vitalité est fondamentale. La discipline ayurvédique appelée *Pranayam* vise à atteindre une respiration équilibrée. Un terme plus spécifique, *Pranayama*, fait référence aux exercices permettant de contrôler les réflexes respiratoires.

Vata : dosha régissant tout ce qui concerne le mouvement. Ses caractéristiques sont : mobilité, légèreté, froideur, sécheresse. Vata domine les deux autres doshas.

Vikriti : littéralement, en sanskrit : « s'écarter de la nature ». État de déséquilibre physiologique responsable de nombreux troubles de la santé, dont la fatigue chronique.

TABLE

Introduction 7

1. La vraie nature de votre esprit
et de votre corps 13

2. Comment découvrir votre type
ayurvédique 33

3. Les clefs de la perte de poids 55

4. Perdre du poids grâce à la digestion 75

5. Se nourrir sans régime 85

6. Des exercices faciles 101

7. La fin des fringales 129

Conclusion 139

Lexique 149

Du même auteur chez Marabout :

- *Cette énergie qui est en vous* (N° 2821)
- *Dormir enfin sereinement* (N° 2822)
- *Digestion et bien-être* (N° 2824)

IMPRIMÉ EN FRANCE PAR BRODARD ET TAUPIN
6176W - La Flèche (Sarthe), le 19-08-1999.

pour le compte des
Nouvelles Éditions Marabout
D.L. septembre 1999/0099/155
ISBN : 2-501-03207-1

3660

MARABOUT